基礎から学ぶ
医療関連感染対策

標準予防策からサーベイランスまで

著 坂本 史衣

南江堂

改訂第3版の序

　第2版が発行された2012年3月から早くも7年が過ぎようとしている．その間，医療関連感染の領域ではさまざまな変化があった．なかでも特筆すべきは，効果的な治療薬が限定される薬剤耐性菌の出現であろう．2017年に世界保健機関(WHO)は，薬剤耐性菌の出現速度に抗菌薬開発が追いついておらず，治療の選択肢が枯渇しつつあるとの警告を発した．*Clostridioides* (*Clostridium*) *difficile* 感染症も増加傾向にある．接触伝播するこれらの病原体は国内の医療施設においてしばしば検出されており，施設間の患者の移動に伴い，地域全体への拡散が懸念されている．

　新興・輸入感染症も世界各地で発生した．例えば，2012年9月以降，中東呼吸器症候群(MERS)の発生が続いており，2015年には韓国で輸入例が発端となった大規模な集団感染が起きた．2013年からは散発的だが，中国を中心に鳥インフルエンザA(H7N9)のヒトへの感染例が報告されている．2014年から2016年には西アフリカで，2018年からはコンゴ民主共和国でエボラウイルス疾患が流行している．また，新型インフルエンザは今後必ず出現するといわれている．これらはいずれも持ち込まれれば医療施設内で伝播し得る感染症であり，多くの人やモノが国や地域間をかつてないスピードで移動している現在，どの医療施設においてもリスクアセスメントに基づく備えが必要である．

　医療関連感染対策については，一部の病原体に対する接触予防策の効果が疑問視されるようになった一方で，環境表面を介した病原体の伝播を防ぐための方法が熱心に模索されている．長年廃れていた鼻腔培養と除菌は，手術部位感染対策として再び注目を浴びている．医療器具関連感染予防では，ケアバンドルを用いた多角的介入の効果が示され，手指衛生の推進要因に関する研究も進んでいる．2018年に市中で発生した麻疹や風疹の流行は，医療施設の職員がワクチンで予防可能な感染症に対する免疫を獲得するための体制を見直す機会となった．

　第3版では医療関連感染を取り巻くこれらの状況を可能な限り反映させるために，第2版に大幅な加筆修正を行った．また，初学者の理解を助けるよう，重要語句をハイライトし，説明を加えた．可能な限り主観を排除し，対策の根拠を明確にすること，また主観を述べる場合はそれと分かるようにするスタンスはこれまでと変わらない．さらに，南江堂出版部の佐藤氏と松本氏によりレイアウトが一新され，読みやすい紙面になったのは見ていただいての通りである．

　本書がこれからも医療関連感染対策にかかわるあらゆる方にとって日々の悩み事を解決する手助けとなり，また，学生の皆様にとっては医療関連感染対策に興味をもつきっかけとなれば幸いである．

2019年2月吉日

坂本史衣

初版の序

　爽やかな朝，淹れたてのコーヒーを手に机に座った瞬間，PHSの呼び出し音が鳴る．「昨日病棟に来ていた学生さん，今朝から麻疹で休んでいるのですが…．」

　臨床現場ではこのような突発事項だけでなく，そこに集まる患者と職員の数だけ感染対策上の疑問も生じる．「インフルエンザに罹った免疫抑制のある小児患者は何日間個室隔離するの？」「手術前日の消毒薬を使ったシャワー浴は手術部位感染予防に効果的なの？」

　臨床現場で沸き起こる具体的な疑問や出来事に明快な回答を与える「エビデンス」は，実はそれほど豊富ではない．日本でも広く知られている米国疾病管理予防センター(CDC)の各種感染対策ガイドラインに並ぶ数々の推奨事項のうち，確固たる科学的根拠に支えられているものは一握りである．にもかかわらず，「速やか，かつ明快な回答を」との現場の要望に応えるべく，患者の情報を集め，職員の話に耳を傾け，資料を探し，マニュアルを作り，教育活動を行うなかで，筆者のパソコンには感染対策の「お役立ち情報」が蓄積されてきた．それらは，「こうすべき」と白黒を明確にできるものばかりではないが，「こうしたほうがよりよいだろう」と判断するための材料として，活用してきた情報である．

　今回手元の情報を整理し，筆者のように医療機関で感染対策を担当する人だけでなく，臨床現場で感染対策を実践するあらゆる立場の人に活用していただければとの思いで，本書を執筆した．とくに考慮したのは，可能なかぎり，①感染対策ビギナーにもわかりやすい内容とすること，②対策の根拠やその有無を明確にすること，③議論のある対策についてはどちらかに偏らず，議論の内容を記すこと，④最新の情報を盛り込むこと，⑤図表を活用すること，⑥筆者の経験も紹介しながら具体的に解説することである．本書を手に取ってくださった方から，本書のよい点，至らない点について，今後たくさんのフィードバックをいただければ幸いである．

　最後に，本書の完成までに2年以上待ってくださった南江堂の木村氏とていねいな編集をしてくださった佐藤氏に心からお礼を申し上げる．また，自称「応援団長」の夫と2人の子どもたちに深い感謝の意を表する．

　2008年2月

坂本史衣

CONTENTS

第 I 章 感染の成立と予防に関する考え方　1

- A　医療関連感染とは　1
- B　感染の成立を疫学的な視点でとらえる　1
- C　感染成立の連鎖に基づく医療関連感染予防の考え方　4

第 II 章 基本的な感染予防策　5

1 標準予防策　5

　　column　HIVのOpt-outスクリーニング検査　7

2 手指衛生　8

- A　手指衛生とは　8
- B　手指衛生の感染予防効果　8
- C　手指を介した微生物の伝播様式　11
- D　手指衛生のタイミング　13
- E　手指衛生の方法と選択基準　15
- F　手術時手洗い　17
- G　効果的な手指衛生を行うためのポイント　18
- H　手指衛生の実施率を上げるためのポイント　18

3 個人防護具の活用　21

- A　手袋　21
- B　ガウン，エプロン　23
- C　外科用マスク，ゴーグル，フェイスシールド　25

4 感染経路別予防策　27

- A　接触予防策　総論　27
- B　接触予防策　各論　29
- C　飛沫予防策　36
- D　空気予防策　37

5 新興感染症対策 39

A 新興感染症とは 39
B 新興感染症対策を構築するための情報収集 39
C 新興感染症の早期発見と隔離 41

第III章 医療器具・処置関連感染対策 43

1 血管内留置カテーテル由来血流感染 43

A 血管内留置カテーテル由来血流感染とは 43
B 微生物の侵入経路 44
C 血管内留置カテーテル由来血流感染対策 45
　　column 薬剤調製における個人防護具 48

2 膀胱留置カテーテル関連尿路感染 54

A 膀胱留置カテーテル関連尿路感染とは 54
B 微生物の侵入経路 54
C 膀胱留置カテーテル関連尿路感染対策 55

3 人工呼吸器関連肺炎 61

A 人工呼吸器関連肺炎とは 61
B 微生物の侵入経路 61
C 人工呼吸器関連肺炎対策 61

4 手術部位感染 64

A 手術部位感染とは 64
B 手術部位感染のリスク因子 64
C 手術部位感染対策 64
D 手術室の環境整備 68
　資料 セルフチェックリスト 70

第IV章 職業感染予防 73

1 針刺し・切創・皮膚/粘膜汚染 73

A 針刺し・切創・皮膚/粘膜汚染による感染リスク 73

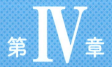

B　針刺し・切創・皮膚/粘膜汚染の予防　74
　　　C　針刺し・切創・汚染発生時の対応　76

2 結核　80

　　　A　結核の現状　80
　　　B　結核の病態と伝播経路　80
　　　C　結核の早期発見と隔離　81
　　　D　医療施設における結核対策　84

3 流行性ウイルス感染症と予防接種　86

　　　A　麻疹，水痘，風疹，流行性耳下腺炎　86
　　　B　季節性インフルエンザ　92
　　　C　流行性角結膜炎　94
　　　　　　column　帯状疱疹と単純（口唇）ヘルペス　94

洗浄，消毒，滅菌　97

　　　A　再処理工程の選択　97
　　　　　　column　スポルディング分類の問題点　97
　　　B　再処理工程の中央化　99
　　　C　使用済み医療器具の回収と搬送　99
　　　D　血液，体液の固着予防　99
　　　E　洗浄　99
　　　F　消毒　101
　　　G　滅菌　104
　　　　　　column　再製造単回使用医療器具に関する新体制　107
　　　H　開封・調製後の消毒薬の使用期限　107

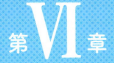

医療環境の管理　109

1 医療環境　109

2 建築・改築・解体工事におけるリスク評価と管理　111

　　　A　建築・改築・解体工事に伴う医療関連感染リスク　111
　　　B　工事前のリスクアセスメントと対策　111

3 水質管理　117

- A　レジオネラ対策　117
- B　加湿器の管理　120
- C　製氷機の管理　120
- D　透析用水の管理　120
- E　生花の取り扱い　121
  - column　シンクに関連した医療関連感染　121

4 空調管理　122

- A　病院環境における空気の清浄度区分　122
- B　陰圧室（空気感染隔離室）と陽圧室（防護環境）　122

5 清掃　123

- A　接触頻度が低い水平面の清掃（床など）　123
- B　壁，ブラインド，窓，カーテンなどの垂直面の清掃　123
  - column　湿式清掃における洗浄液の汚染予防
    ——オフロケーション法　123
- C　高頻度接触環境表面の清掃　124
- D　血液・体液汚染が生じた場所の清掃　125
- E　手術室の清掃　126
- F　免疫不全患者の病室の清掃　126
- G　清掃作業における注意点　126

6 洗濯　130

- A　リネン　130
- B　布団，枕　132
- C　マットレス　132

7 感染性廃棄物の管理　133

8 給食　134

- A　特定給食施設における食品衛生管理　134
- B　病棟配膳室における食品衛生管理　134
- C　食中毒の集団発生の早期発見と対応　134

資料　医療環境インスペクション・チェックリスト　136

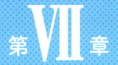

部門別感染対策　145

1 外来における感染対策　145

　A　外来における医療関連感染リスク　145
　B　外来における標準予防策のポイント　145
　C　外来における感染経路別予防策のポイント　147
　D　他の部門や医療施設との情報共有　148

2 検査室における感染対策　149

　A　検体検査を行う医療従事者の感染予防（バイオセーフティ）　149
　B　検査室関連感染とは　149
　C　バイオセーフティガイドライン　150
　D　検査室に求められるバイオセーフティレベル　150
　E　バイオセーフティレベル2検査室で行う感染対策　151

3 NICUにおける感染対策　156

　A　NICUに収容される新生児の感染リスク　156
　B　NICUの特性に基づく感染対策のポイント　156

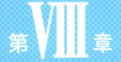

医療関連感染サーベイランス　165

1 医療関連感染サーベイランスの定義と意義　165

2 アウトカムサーベイランス　166

　A　対象の選択　166
　B　アウトカム指標　166
　C　アウトカムデータの評価　170

3 プロセスサーベイランス　174

4 サーベイランスデータのフィードバック　175

索　引　177

I 感染の成立と予防に関する考え方

A. 医療関連感染とは

医療関連感染(healthcare-associated infection：HAI)とは，病院に限らず，外来，高齢者介護施設，在宅などのあらゆる医療現場において，医療サービスを受ける，または提供する過程で起こる感染*である．

*感染(infection)：微生物などの感染性因子(infectious agent)が組織に侵入し，増殖している状態

B. 感染の成立を疫学的な視点でとらえる

感染は，微生物が患者の周りの環境に存在するだけで起こるものではない．感染は，微生物が生存・増殖する場所から，ある経路を通り，感染を起こすリスクの高いヒトや動物に侵入して，初めて成立する．このプロセスを疫学的に表現したのが感染成立の連鎖(chain of infection)と呼ばれる考え方である(図I-1)．この連鎖のどこか1ヵ所でも断ち切れば感染を防ぐことができる．ガイドラインで推奨されるHAI対策のうち，強力な科学的根拠で支持されるものは数少ない．しかし，感染成立の連鎖の考え方を応用すれば，どのような具体策を講じれば感染予防につながるのか理論的に判断することが可能になる．

1. 病因

病因(causative agent)とは病気の生物学的・化学的・物理学的な要因である．

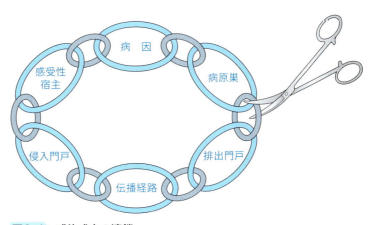

図I-1 感染成立の連鎖
この連鎖のどこか1ヵ所でも断ち切れば感染は予防できる．

HAIの病因は，微生物や蛋白質性感染粒子（プリオン）などの感染性因子である．感染が成立するか否か，感染後に宿主が発病するか否か，また発病後に宿主がどの程度重症化するかは，以下にあげる感染性因子の特性に左右される．

> ①感染性（infectivity）：宿主の組織に侵入し増殖する力
> ②感染量（infectious dose）：感染するために必要な感染性因子の量
> ③病原性（pathogenicity）：感染症*を引き起こす力
> ④毒性（virulence）：重篤な感染症を引き起こす力
> ⑤致命率（case fatality）：死を生じる力
> ⑥宿主特異性（host specificity）：特定のターゲットに感染する力
> ⑦薬剤耐性（antimicrobial resistance）：薬剤への抵抗性
> ⑧生存力（viability）：さまざまな環境で生存する力

*感染症（infectious disease）：感染後にその徴候や症状が現れた状態．ただし，本書では，中心ライン関連血流感染のように，厳密には感染症であっても感染と表記されることが多い用語については感染を用いる．

2. 病原巣

感染性因子が少なくとも生存することができ，条件がよければ増殖できる場所を病原巣（reservoir）という．病原巣が感染源（source）であるとは限らない．例えば，多剤耐性アシネトバクター（multiple drug-resistant *Acinetobacter baumanii*: MDRA）が普段手でほとんど触れない壁面に存在する場合，その壁面はMDRAの病原巣であっても，感染源ではない．一方，患者に直接接触する医療器具がMDRAで汚染*されており，この器具を使用した患者が新たにMDRAを獲得した場合，この器具はMDRAの病原巣であり，感染源でもある．医療施設で感染源となることが多い病原巣は，①患者，②医療従事者，③医療機器，④環境（とくに高頻度接触環境表面☞ 第Ⅱ章 p.29）である．

感染源となり得る患者や医療従事者は，ケース*（case）とキャリア*（carrier，保菌者）に分けられる．キャリアには以下の4種類がある．

*汚染（contamination）：床や器具などの無機物や，水，食物などの物質に微生物が存在する状態

*ケース（case）：感染症を起こしているヒトや動物

*キャリア/保菌者（carrier）：感染徴候や症状がないまま特定の感染性因子を保有するヒトや動物で，感染源となり得る．

> ①潜伏期（incubatory）キャリア：症状が出る前から感染性をもつ．例：水痘
> ②回復期（convalescent）キャリア：症状が消えている回復期にも感染性をもつ．
>   例：サルモネラ症
> ③慢性（chronic）キャリア：感染後長期にわたり感染性が持続する．例：C型肝炎
> ④間欠的（intermittent）キャリア：間欠的に保菌者になる．例：黄色ブドウ球菌

感染源となり得る環境には，高頻度接触環境表面，真菌胞子を含む空気やレジオネラ菌を含む水などがある．床や壁など，人がほとんど触れない環境表面にも当然微生物が存在するが，これらが直接感染を起こすことはないと考えられている．

3. 排出門戸

感染性因子が宿主から出るときに通る身体部位を排出門戸（portal of exit）とい

う．通常は，病因が存在する身体部位を指す．例えば，結核菌は，咳とともに気道という排出門戸を通って空気中に放出される．また，ノロウイルスは下痢便や吐物に混ざり，消化管を通って体外に排出される．

4. 侵入門戸

感染性因子が宿主の組織に侵入するために通過する身体部位を侵入門戸（portal of entry）という．特定の感染性因子にとって，排出門戸と侵入門戸は同じことが多い．例えば，結核菌にとって，気道は排出門戸であると同時に侵入門戸でもある．

5. 感染経路

感染性因子が排出門戸を出てから，侵入門戸にたどり着くための手段を感染経路（mode of transmission）という．伝播経路と呼ぶこともある．以下の5つがある．

a．接触感染（contact transmission）

HAIでもっとも多い感染経路である．キャリアに触れることで伝播が起こる直接接触（direct contact）と，汚染されたモノや環境表面を介する間接接触（indirect contact）がある．薬剤耐性菌および *Clostridioides difficile* やノロウイルスなど消化器感染症を引き起こす微生物の多くは接触感染する．

b．飛沫感染（droplet transmission）

咳，くしゃみ，会話などの際に飛沫に含まれた微生物が飛び出し，比較的近く（2～3 m以内）にいる人の目や鼻，気道の粘膜と接触することにより感染する経路である．インフルエンザ，風疹，流行性耳下腺炎，マイコプラズマ肺炎などは飛沫感染する．

c．空気感染（airborne transmission）

咳，くしゃみ，会話などの際に飛沫に含まれた微生物が飛び出し，乾燥した後，約5 μm以下の粒子（飛沫核）に付着して空気中を漂い，近くの人に限らず遠くにいる人が吸入することで感染する経路である．肺結核，麻疹，水痘は空気感染する．

d．一般媒介感染（vehicle-borne transmission）

汚染された食物，器具，輸液などを介する感染経路である．医療施設のアウトブレイクでしばしばみられる感染経路である．

e．ベクター媒介感染（vector-borne transmission）

蚊，ダニ，ノミなど，感染性因子を保有する生物であるベクターを介した感染経路である．ベクターの多くは，感染した宿主を吸血する際に感染性因子を獲得し，その後，別の宿主を吸血する際に感染性因子を注入して感染させる．

6. 感受性宿主

感受性宿主（susceptible host）は，感染や発病を防ぐ力のないヒトや動物である．感受性は，宿主の遺伝的要因，特異的免疫（ワクチン接種や感染などにより獲得した抗体による特異的防御反応），非特異的要因（皮膚や粘膜，貪食細胞による

自然免疫，胃酸や気道の線毛上皮細胞，咳嗽反射などの非特異的な防御機構)に左右される．

C. 感染成立の連鎖に基づく医療関連感染予防の考え方

1. 病原巣への対策

　HAIは患者自身の正常細菌叢によっても起こり得る．このため，患者や環境に存在するあらゆる微生物を抗菌薬や生体消毒薬で殺滅することはHAI予防につながらない．それはむしろ薬剤耐性菌感染症のリスクや消毒薬の毒性に患者や職員をさらすことになる．よって病原巣への対策は，感染症の早期診断と治療，医療器具の適切な洗浄，消毒，滅菌や清潔な環境を保つ清掃などが主体となる．

2. 排出門戸への対策

　口や鼻から微生物が飛散しないよう，呼吸器症状のある人にマスクを着用してもらうことや，滲出液の多い創部を十分に被覆することなどが含まれる．

3. 侵入門戸への対策

　微生物の侵入を防ぐために皮膚や粘膜のバリア機能を正常な状態に保つ．具体的には，皮膚に褥瘡などの創傷をつくらないこと，カテーテルやチューブ類の使用をできるだけ避けるか早期に抜去すること，また，これらの医療器具を無菌操作で挿入し，清潔に管理することなどがある．

4. 感受性宿主への対策

　予防接種や，栄養状態の改善などが含まれる．

5. 感染経路への対策

　HAIの感染性因子のほとんどが，接触，飛沫，空気のいずれかの経路で感染する．感染経路を遮断すれば多くのHAIを予防できる．標準予防策や感染経路別予防策などの基本的な感染対策は，感染経路を遮断するために行う．

参考文献

1) ヨハン・ギセック：感染症疫学—感染性の計測・数学モデル・流行の構造(山本太郎，門司和彦訳)，昭和堂，2006
2) Control of Communicable Disease Manual (Heymann DL ed), 20th ed, American Public Health Association, 2015

II 基本的な感染予防策

1 標準予防策

標準予防策(standard precautions)は，その名のとおり，あらゆる医療現場ですべての患者に標準的に実施する感染対策である[1]．標準予防策は，**個人防護具***の使用から，リネン類や物品の処理まで幅広くカバーした複数の対策の総称であるが，その基盤にあるのは「あらゆるヒトの血液，すべての体液，分泌物，汗以外の排泄物，創傷のある皮膚，および粘膜には感染性があると考えて取り扱う」という考え方である(☞解説①)．

標準予防策の目的は，これらの湿性生体物質や部位を介して伝播する既知および未知の病原体による感染から医療従事者と患者を守ることである．標準予防策に含まれる具体的な感染対策を表II-1に示す．本章では①〜③について解説し，他の項目についてはそれぞれ別の章で解説する．

***個人防護具**(personal protective equipment：PPE)：手袋やガウンなど湿性生体物質への曝露から自身を守るために着用するもの

表II-1　標準予防策に含まれる具体策

①**手指衛生**を行う．
②湿性生体物質に曝露するリスクに応じて**個人防護具**を使用する．
③**呼吸器衛生／咳エチケット**を行う．
④適切な**患者配置**を行う(☞第II章 4 感染経路別予防策)．
⑤適切な方法で**患者ケア物品，器械，器具**を取り扱い，洗浄，消毒する(☞第V章 洗浄，消毒，滅菌)．
⑥適切な方法で**環境の清掃と消毒**を行う(☞第VI章 5 清掃)．
⑦**リネンと洗濯物**の取り扱いに注意する(☞第VI章 6 洗濯)．
⑧安全な**注射処置**を行う(☞第III章 1 血管内留置カテーテル由来血流感染)．
⑨**腰椎穿刺時**には外科用マスクを着用する．
⑩鋭利物の適切な取り扱いなどにより**医療従事者の安全**を守る(☞第IV章 1 針刺し・切創・皮膚／粘膜汚染)．

解説① なぜ標準予防策では,「あらゆる人」の湿性生体物質や部位に感染リスクがあると考えるのか?

ヒト免疫不全ウイルス(human immunodeficiency virus:HIV), B型肝炎ウイルス(Hepatitis B virus:HBV), C型肝炎ウイルス(Hepatitis C virus:HCV)などの血液媒介病原体は,血液およびその他の潜在的感染性物質*(OPIMs)を介して感染する[2]. 針刺しや粘膜汚染により, これらのウイルスを含む血液に曝露すると感染するリスクが生じる. 日本の医療施設では, 手術や侵襲性の高い検査の前にHBVやHCV感染の検査を行うことがある. そして, 検査結果が陽性であれば検査中に普段は使わないゴーグルを装着するなど念入りに血液曝露を予防し, 逆に陰性であれば血液曝露には比較的無頓着な場合がある. しかし, HIV, HBV, HCVの感染初期には, 血液中に抗体やウイルス遺伝子が検出されないウインドウ期(window period)と呼ばれる期間がある. 現代の科学的水準では, 検査によりウインドウ期の感染を100%把握することは困難である. 医療施設を受診する人の中には, ウインドウ期のHIV, HBV, HCV感染者のほかに, 検査を受けていない人や未知の病原体を保有する人もいる. HIVも1980年代まではその存在が知られていなかった. また, インフルエンザや結核などのヒトからヒトに感染する呼吸器感染症をもつ患者の多くは, 初診時に診断が確定していない. これらのことから, 医療現場で把握されている感染症のある患者は, 全体の一握りにすぎないと考えたほうがよい(図Ⅱ-1). したがって, 検査結果に基づいて湿性生体物質や部位の安全性を判断することは, かえって医療従事者の感染リスクを高めることになる. 例えば, HIV陽性と診断されている患者に対して日常とは異なる特殊な対策を行うのは標準予防策の考え方ではない. あらゆる患者の血液やOPIMsにHIVが含まれている可能性があると考えて取り扱うのが標準予防策であり, そのような行動が医療従事者や患者を感染から守るのである.

*その他の潜在的感染性物質(other potentially infectious materials:OPIMs):血液媒介病原体を含む可能性があるとして米国労働安全衛生局(Occupational Safety and Health Administration:OSHA)が規定する下記の生体物質を指す.
1) 次の体液:精液, 腟分泌液, 脳脊髄液, 滑液, 胸水, 心嚢液, 腹水, 羊水, 歯科処置における唾液, 肉眼的に血液の混入を認める体液, 分別が困難/不可能な体液
2) ヒトの未固定の組織や器官
3) HIVを含む細胞または組織培養検体, 器官培養検体, HIVまたはHBVを含む培養液あるいはその他の液体, HIVまたはHBVに感染した実験動物由来の血液/器官/その他の組織

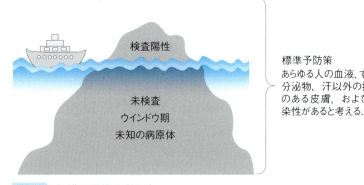

図Ⅱ-1 標準予防策の考え方

column: HIVのOpt-outスクリーニング検査

　米国疾病対策センター(CDC)は，HIVの早期発見を推進するために医療施設においてOpt-outスクリーニング検査を行うよう推奨している[3]．具体的には，患者が明確に拒否(Opt-out)しない限り，13歳から64歳までの全患者と妊婦に対しルーティンにHIV検査を行うことを勧めている．また，検査前後のカウンセリングやHIV検査のためだけのインフォームドコンセントは不要であり，他の侵襲性の低い処置(X線撮影や採血)やケアを含めた包括同意を取得すればよいとしている．

引用文献

1) Public Health Service, US Department of Health and Human Services, Centers for Disease Control and Prevention, Atlanta, Georgia. Siegel JD, Rhinehart E, Jackson M, Chiarello L, and the Healthcare Infection Control Practices Advisory Committee: 2007 Guideline for Isolation Precautions: Preventing Transmission of Infectious Agents in Healthcare Settings, June 2007

2) Occupational Safety and Health Administration. Occupational Safety and Health Standards. Toxic and Hazardous Substances. Bloodborne pathogens. 〈https://www.osha.gov/pls/oshaweb/owadisp.show_document?p_id=10051&p_table=STANDARDS〉(2018年5月11日参照)

3) Centers for Disease Control and Prevention. Revised Recommendations for HIV Testing of Adults, Adolescents, and Pregnant Women in Health-Care Settings. 〈https://www.cdc.gov/mmwr/preview/mmwrhtml/rr5514a1.htm〉(2018年5月11日参照)

2 手指衛生

A. 手指衛生とは

　手指消毒や石けんと流水による手洗いを行うことにより，手指の微生物数をできる限り減らすことを**手指衛生**という．手指衛生の目的は，微生物が手を介してヒトからヒト，また同じ患者のある身体部位から他の身体部位に伝播することを防ぐことにある．

B. 手指衛生の感染予防効果

　手指衛生の感染予防効果については，下記が知られている[1～3]．そのため，世界保健機関(World Health Organization：WHO)や米国疾病対策センター(Centers for Disease Control and Prevention：CDC)は，手指衛生をもっとも基本的かつ重要な感染対策に位置付けている．

- 石けんを用いた手洗いでは，石けんの**界面活性作用***により手指表面に存在する一過性細菌(☞解説②)の数が減少する．
- 速乾性擦式アルコール製剤は手指の細菌数を減少させ，**エンベロープ***をもつウイルスだけでなく，アデノウイルス，ライノウイルス，ロタウイルスなどの一部のエンベロープをもたない**ウイルスの力価***を大幅に減少させる．
- アルコールは一部のエンベロープをもたないウイルス，細菌の芽胞，原虫オーシストに対して活性が低く，ダニ，シラミに対する効果はよくわかっていない．
- 手指衛生の実施率が上昇すると，薬剤耐性菌によるものを含む医療関連感染の発生率が減少する(☞解説③④)．

***界面活性作用**：水と油のように性質の異なる物質が触れ合う境界面(界面)に働きかけ，混ざり合うように性質を変化させる作用

***エンベロープ**(envelope)：ウイルスを覆う脂溶性の膜

***ウイルス力価**(virus titer)：細胞感染性をもつウイルス量

解説② 手指に存在する細菌

　正常な皮膚に存在する細菌数は部位によって異なり(**表Ⅱ-2**)，手指には1 cm^{2}あたり3.9×10^4〜4.6×10^6 CFU*が存在する．これらの微生物は一過性細菌と常在細菌の2種類に分けられる[2]．常在細菌は，皮膚表面だけでなく皮膚のより深い層に存在するため，速乾性擦式アルコール製剤を用いても除去しにくい．菌種としては，*Staphylococcus epidermidis* が常在細菌の大部分を占める．これに加え，*S. hominis* などの *S. epidermidis* 以外のコアグラーゼ陰性ブドウ球菌やcoryneform bacteria(コリネフォルム菌)などがみられる．常在細菌は，カテーテルや人工弁などの医療器具を体内に留置したり，患者が免疫不全状態にあるとき以外は，医療関連感染の原因にはなりにくい．一過性細菌は，皮膚表層に一時的に存在し，手指衛生により除去することができる．*Staphylococcus aureus*(黄色ブドウ球菌)，*Escherichia coli*(大腸菌)，*Pseudomonas aeruginosa*(緑膿菌)などが代表的な一過性細菌である．これらは，患者や患者の身近にある物品や環境表面に触れたときに手指に付着し，接触により伝播して，医療関連感染を起こす可能性が高い．一部の医療従事者は，*S. aureus* などの一過性細菌を継続的に保菌することがある．

*CFU(colony-forming unit，コロニー形成単位)：1つの細菌が培地上で増殖することにより形成される集落(コロニー)の数

表Ⅱ-2　正常な皮膚に存在する細菌数

部　位	皮膚に存在する細菌数(CFU/cm^2)
頭皮	1×10^6
腋下	5×10^5
腹部	4×10^4
上腕	1×10^4
手指	3.9×10^4〜4.6×10^6

解説③ データで手指衛生の重要性を示したゼンメルヴァイス

　手指消毒の感染予防効果を初めて明らかにしたのが，ハンガリー出身の医師**ゼンメルヴァイス**（Ignaz Philipp Semmelweis, 1818-1865）である[4]．ゼンメルヴァイスが1840年代に産科医として勤務していたウィーン総合病院では，産褥熱による妊婦死亡率が出生1,000件あたり98.4件ときわめて高い状況にあった．当時は細菌の存在がまだ認知されていなかったが，ゼンメルヴァイスは産褥熱の原因が，死亡した褥婦の解剖を行う医師の手指に付着した有害粒子であると考え，分娩介助を行う医師や助産師に対し，次亜塩素酸カルシウム溶液を用いた手指衛生を行うよう促した．この次亜塩素酸溶液は1820年ごろにフランスの薬剤師Antoine Labarraque（1777-1850）が創傷や環境消毒用に開発したものであった[5]．手指消毒を開始した後は，産褥熱による死亡率は急激に減少した（**図Ⅱ-2**）．ゼンメルヴァイスは同僚や上司から激しい批判を受けながらも手指衛生の重要性を訴え続けたが，残念ながらその声に耳を傾ける人は少なく，手指衛生の重要性が認められるようになるのは，それから100年以上後のことである．

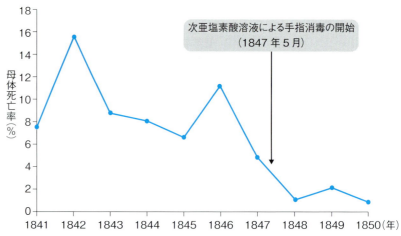

図Ⅱ-2　ウィーン総合病院第1病棟における母体死亡率の推移（1841年～1850年）

[Semmelweis I: The Etiology, Concept and Prophylaxis of Childbed Fever. Translated by Carter KC, The University of Wisconsin Press, Madison, 1983より引用]

解説④　手指衛生のエビデンス

手指衛生と感染症の関連を評価する目的で行われる研究の大多数は，ゼンメルヴァイスが行ったような観察研究である．すなわち，手指衛生実施率を改善するための介入前後における感染症発生率を比較する研究デザインを採用している．観察研究の結果は，患者背景や病院の医療体制などさまざまな要因(交絡因子)の影響を受けやすいことから，ランダム化比較研究に比べると一般的にエビデンスレベルは低いと考えられている．ランダム化比較研究では，交絡因子の偏りを最小限にとどめるために，研究対象となる個々の患者を，介入を受ける群と受けない群に無作為に振り分けるが，手指衛生の効果を測る研究においてこのような研究デザインを採用するのは通常難しい．同じ病棟や部門にいる一部の患者に対して手指衛生を強化し，一部には従来通りに行うといった区別をしづらいためである．したがって，個々の患者ではなく，病院や病棟という人の集団(クラスター)を介入群と非介入群に無作為に割り付けて感染症発生率を比較するクラスターランダム化比較研究が少数だが行われている．いずれにしても研究デザインによらず，手指衛生実施率が上昇すると医療関連感染が減るという現象は，さまざまな国，地域，施設において認められていることから，手指衛生の感染予防効果は高いと考えられている．

C. 手指を介した微生物の伝播様式

医療関連感染の多くは医療従事者の手指との直接接触により伝播する[6]（**図Ⅱ-3**）．

ステップ1	患者の健康な皮膚に，医療関連感染を引き起こす微生物が付着している．手で触れる機会が多い環境表面も，患者がもつ微生物で汚染されている(**表Ⅱ-3**).
ステップ2	患者や環境表面に触れると，医療従事者の手指が微生物で汚染される．
ステップ3	手指に付着した微生物は，手の皮膚表面で一定時間生存する(**表Ⅱ-4**).手指衛生を行わない場合や，患者との接触時間が長い場合は，汚染度が高まる．
ステップ4	不十分な手指衛生により，手指に微生物が残り，増殖を続ける(☞ 解説⑤).
ステップ5	医療従事者の手指を介して，異なる患者間で微生物の伝播が起こる．

図Ⅱ-3　手指を介した微生物の伝播様式

*芽胞(spore)：一部の細菌が増殖に適さない条件(高熱,乾燥,消毒など)においてつくる頑丈な構造物.*Clostridioides* spp.(クロストリディオイデス属)や*Bacillus* spp.(バシルス属)は芽胞を形成する.

表Ⅱ-3 微生物の環境表面における生存時間

微生物	生存期間
Acinetobacter spp.（アシネトバクター属）	3日～5ヵ月
Clostridioides difficile（クロストリディオイデス・ディフィシル）芽胞*	5ヵ月
Pseudomonas aeruginosa（緑膿菌）	6時間～16ヵ月
Serratia marcescens（セラチア・マルセッセンス）	3日～2ヵ月
Enterococcus spp.（腸球菌属）	5日～4ヵ月
Staphylococcus aureus（黄色ブドウ球菌）	7日～7ヵ月
B型肝炎ウイルス	1週間以上
ノロウイルス（ネコカリシウイルスで代用）	21～28日

[Kramer A, Schwebke I, Kampf G: How long do nosocomial pathogens persist on inanimate surfaces? A systematic review. BMC Infect Dis **6**:130, 2006, Bond WW, Favero MS, Petersen NJ, et al: Survival of hepatitis B virus after drying and storage for one week. Lancet **1**(8219): 550-551, 1981, Weber DJ, Rutala WA, Miller MB, et al: Role of hospital surfaces in the transmission of emerging health care-associated pathogens: norovirus, Clostridium difficile, and Acinetobacter species. Am J Infect Control **38**(5 Suppl 1): S25-33, 2010をもとに著者作成]

表Ⅱ-4 手の皮膚面における微生物の生存時間

微生物	生存期間
Staphylococcus aureus（黄色ブドウ球菌）	150分間
Enterococcus spp.（腸球菌属）	60分間
Klebsiella spp.（クレブシエラ属）	120分間
Escherichia coli（大腸菌）	6～90分間
Pseudomonas aeruginosa（緑膿菌）	30～180分間
Acinetobacter spp.（アシネトバクター属）	150分間以上
ロタウイルス	最大260分間
インフルエンザウイルス	15分間

[Kampf G, Kramer A: Epidemiologic Background of Hand Hygiene and Evaluation of the Most Important Agents for Scrubs and Rubs. Clin Microbiol Rev **17**: 863-893, 2004, Pittet D, Allegranzi B, Sax H, et al: Evidence-based model for hand transmission during patient care and the role of improved practices. Lancet Infect Dis **6**: 641-652, 2006をもとに著者作成]

解説⑤ 細菌の増殖速度

　細菌は<u>二分裂増殖</u>を繰り返すことによって数を増やす．1つの細菌が2つに分裂するのに要する時間を<u>世代時間</u>という．例えば，黄色ブドウ球菌の世代時間は約30分である．したがって，至適温度(30～40℃)において1つの黄色ブドウ球菌は3時間後には4,096個にまで増える．

D. 手指衛生のタイミング

WHOは，5つのタイミングで手指衛生を実施することを推奨している[3]（☞解説⑥，図Ⅱ-4）．図Ⅱ-4の点線の中を「患者ゾーン」，外を「医療ゾーン」という．患者ゾーンは，患者自身と患者が使用する付近の環境や物品を含む領域である（図Ⅱ-5）．患者ゾーンは患者が保有する微生物で汚染されている．一方で，医療ゾーンは他の患者や医療従事者が保有する微生物で汚染されている．適切なタイミングで手指衛生を行うことにより，患者ゾーンと医療ゾーンに存在する微生物が手指を介して交差するのを防ぐことができる（表Ⅱ-5）．

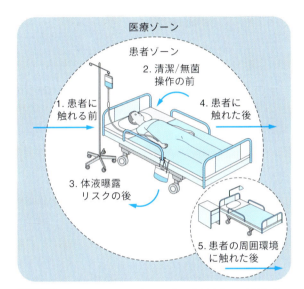

図Ⅱ-4 世界保健機関（WHO）が推奨する手指衛生の5つのタイミング
[World Health Organization: WHO guidelines on hand hygiene in health care: first global patient safety challenge: clean care is safer care. Geneva, Switzerland: World Health Organization, Patient Safety, 2009より引用]

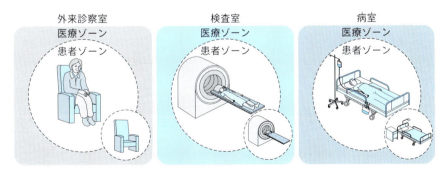

図Ⅱ-5 患者ゾーンと医療ゾーン

表Ⅱ-5 手指衛生を行うタイミング，具体的な場面と実施理由

タイミング	具体的な場面と実施理由
1. 患者に触れる前	**場面** ● 患者の正常な皮膚や着衣に触れる前に，次のいずれかのタイミングで実施する． ・患者ゾーンに入るとき ・患者に近づきながら ・患者に触れる直前 ※患者ゾーンに入ってから手指衛生を行い，患者に触れる前に患者周囲の環境表面（ベッド柵など）に触れた場合，再度手指衛生を行う必要はない． ● 患者の正常な皮膚や着衣に触れる行為の例には以下がある． ・移動，入浴，食事，更衣の介助 ・ケアやその他の非侵襲的処置（酸素マスクの着脱など）の前 ・診察や非侵襲的検査（バイタルサイン測定，心電図検査など）の前 **実施理由** 医療ゾーンの微生物が，手指を介して患者に伝播するのを防ぐ．
2. 清潔／無菌操作の前	**場面** ● 感染リスクが高い身体部位にアクセスする清潔／無菌操作（例えば，以下の行為）を行う直前に実施する．なお，手袋を使用する場合は，手袋を着用する直前に実施する． ・穿刺処置，カテーテル／チューブ類の挿入，吸引，創傷処置 ・点眼や口腔ケアなど粘膜と接触する処置やケア ・医療器具の回路（輸液ルート，経管栄養チューブ，人工呼吸器回路，ドレーン，吸引チューブなどの）接続部の操作 ・薬剤調製，調理，滅菌物の取り扱い **実施理由** 医療従事者の手指から患者へ，また同じ患者の1つの身体部位から別の身体部位に微生物が伝播するのを防ぐ．
3. 体液曝露リスクの後	**場面** 血液・体液（肉眼でみえないものを含む）に触れた可能性のある作業終了後およびその作業中に着用していた手袋を取り外した直後に実施する（☞注1）． 例： ● 粘膜や創傷との接触後 ● 穿刺処置後 ● 医療器具を抜去した後 ● ガーゼや滅菌フィルム剤などの被覆材を除去した後 ● 検体を取り扱った後，排泄物や他の体液を除去した後，汚染された環境やモノ（使用済みリネン，義歯，排泄用具等）の洗浄を行った後

注1：血液・体液汚染のある器材を患者ゾーンから汚物処理室などの所定の場所に搬送する必要がある場合は，器材以外には触れないようにして所定の場所で器材を処理後，速やかに手袋を取り外し，手指衛生を行う．

（つづく）

解説⑥ 手指衛生の「4つの」タイミング

カナダのオンタリオ州保健局（Public Health Ontario）による手指衛生ガイドラインでは，患者および患者周囲環境に触れる前，清潔／無菌操作の前，体液曝露リスクの後，患者および患者周囲環境に触れた後の4つのタイミングが推奨されている[7]．

表Ⅱ-5　つづき

注2：患者ゾーンを退室して（タイミング4），すぐに別の患者ゾーンに入る（タイミング1）など，2つのタイミングが同時に発生する場合，手指衛生は1回行えばよい．

	実施理由 ●患者が保有する微生物による医療従事者の保菌や感染を予防する． ●医療環境の汚染や，それに続く微生物の伝播を予防する．	
4. 患者に触れた後	**場面** 患者との接触後や患者ゾーンを出るときに実施する（☞注2）． 例： ●移動・入浴，食事，更衣の介助の後 ●診察や非侵襲的検査（バイタルサイン測定，心電図検査など）の後 ●リネン交換などのケアや他の非侵襲的処置（酸素マスクの着脱など）の後	
	実施理由 ●患者が保有する微生物による医療従事者の保菌や感染を予防する． ●医療環境の汚染や，それに続く微生物の伝播を予防する．	
5. 患者周囲環境に触れた後	**場面** 患者ゾーンの環境表面に触れてから患者ゾーンを出るときに実施する． 例： ●患者が不在時にリネン交換を行った後 ●輸液速度の調整やモニター音の停止などのケアを行った後 ●患者周囲に置かれたモノや環境表面に触れた後（ベッド柵やオーバーテーブルに手をかけるなど）．※行わないのが望ましい．	
	実施理由 ●患者周囲の環境表面に存在する微生物による医療従事者の保菌や感染を予防する． ●医療環境の汚染や，それに続く微生物の伝播を予防する．	

[World Health Organization: Hand hygiene technical reference manual.〈http://apps.who.int/iris/bitstream/10665/44196/1/9789241598606_eng.pdf〉（2018年5月16日参照）をもとに著者作成]

E. 手指衛生の方法と選択基準

　手指衛生は，石けんと流水を用いる**手洗い**と速乾性擦式アルコール製剤による**手指消毒**に大別される（**図Ⅱ-6，表Ⅱ-6**）．

　近年は，以下の理由により手指消毒を優先的に選択することが推奨されている[3]．

- 石けんに比べて一過性細菌の殺滅に有効である．
- 手指の細菌数を迅速に減少させる．
- 手洗いよりも所要時間が短い．
- 一般的に手洗い用シンクよりもアクセスがよい．
- 手洗いに比べ，手荒れを起こす可能性が低い．

　ただし，以下の場面では手洗いを選択する必要がある．また，温水は手荒れを引き起こしやすいため，冷水を使用することが勧められる．

- 有機物で手指が汚染された可能性がある場合.
- アルコールで不活化されにくいエンベロープをもたないウイルス(ノロウイルスなど*), 細菌芽胞, 原虫オーシスト, ダニ, シラミによる感染症が疑われる患者や周囲環境との接触後.
  *試験管内でノロウイルスの代替ウイルス*であるネコカリシウイルスやマウスノロウイルスを不活化させるアルコール製剤が販売されている. 使用は各医療施設で判断する.

*ノロウイルスの代替ウイルス:ヒトにノロウイルス感染症を引き起こすヒトノロウイルスは培養方法が確立されていないため,消毒薬などの効果を評価する実験を行う場合は,一般的にネコカリシウイルスやマウスノロウイルスが代わりに使用される.

WHOとCDCが推奨する手指衛生の手順はやや異なるが, いずれを選択してもよい[1,3]. 手指衛生には少なくとも15秒をかけることが推奨されているが, 重要なのは所要時間よりも手指全体をきれいにすることである. とくに親指, 指先, 指の間はアルコール製剤の擦り込み忘れや洗い忘れが生じやすい部位として知られている.

a. 手指消毒の手順

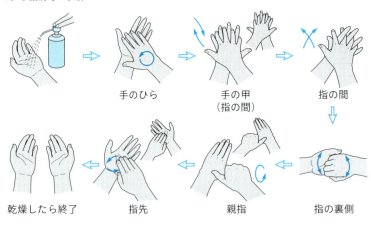

b. 手洗いの手順

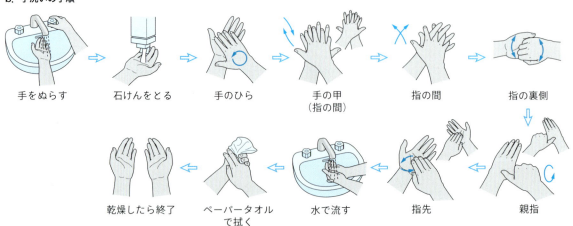

図II-6 WHOが推奨する手指消毒と手洗いの手順

[World Health Organization: WHO guidelines on hand hygiene in health care: first global patient safety challenge: clean care is safer care. Geneva, Switzerland: World Health Organization, Patient Safety, 2009より引用]

表Ⅱ-6　CDCが推奨する手指消毒と手洗いの手順

手指消毒の手順
速乾性擦式アルコール製剤を手掌にとり，両手を擦り合わせ，乾燥するまで手指全体に擦り込む．

手洗いの手順
流水で手をぬらし石けんを手掌にとり，両手を強く擦り合わせながら15秒以上をかけて手指全体を洗う．流水で石けんを洗い流し，ペーパータオルで拭いて乾燥させる．ペーパータオルで蛇口を閉める．

[Centers for Disease Control and Prevention: Guideline for Hand Hygiene in Health-Care Settings: Recommendations of the Healthcare Infection Control Practices Advisory Committee and the HICPAC/SHEA/APIC/IDSA Hand Hygiene Task Force. MMWR Recomm Rep **51**: 1-45, 2002より引用]

F. 手術時手洗い

手術時手洗いには，ラビング法とスクラブ法の2種類がある[1]．近年はラビング法を採用する医療施設が増えている．以下に手順を示す．

ラビング法の手順

1. **予備洗い**：指先から肘関節の上5cmあたりまでを流水で洗い流す．消毒薬の入っていない普通の石けんを用いて，爪先から肘関節の上5cmあたりまで洗い，非滅菌ペーパータオルで拭く．
2. **速乾性擦式アルコール製剤による消毒**：指先から肘関節の上5cmあたりまで2〜3分かけて速乾性擦式アルコール製剤を擦り込み，完全に乾かす．これを数回繰り返す．

スクラブ法の手順

1. **予備洗い**：指先から肘関節の上5cmあたりまでを流水で洗い流す．
2. **爪先の洗浄**：消毒薬入り石けんを塗布したやわらかいブラシの中央部分で左右の爪先を洗い，流す．
3. **もみ洗い**：消毒薬入り石けんを手に取り，爪先から肘関節の上5cmあたりまでを2〜6分程度かけて洗い，滅菌タオルで手を拭く．
4. **速乾性擦式アルコール製剤による消毒**：速乾性擦式アルコール製剤を指先から手首まで擦り込み，完全に乾かす．

G. 効果的な手指衛生を行うためのポイント

効果的な手指衛生を行うために，以下の点に留意する．

- 手指衛生による皮膚の乾燥は皮膚の炎症（手荒れ）につながる．手荒れが起こると痛みなどで手指衛生が困難になるだけでなく，微生物が定着*しやすく，また感染源にもなりやすい．手荒れを予防するために，保湿剤を常備し，必要に応じて皮膚科を受診できる体制を整える．保湿剤は，使用感がよく（べとつかないなど），石けんやアルコール製剤の作用に影響を与えない製品を選択する必要がある．これらの情報については製造元に確認する．
- アルコール過敏症が原因でアルコール製剤を使用できない医療従事者のために，アルコールフリーの手指消毒薬の採用を検討する．
- ネイルチップ（付け爪）と爪の間には細菌が繁殖しやすいことから，患者と直接接触する医療従事者は使用しないことが推奨されている．
- 爪は短く切る．
- 手首まで洗えるよう，患者と直接接触する医療従事者は時計を着用しないことが望ましい．
- 指輪と皮膚の間には細菌の増殖を認めるが，指輪の着用が感染リスクを高めるかどうかはまだよくわかっていない．着用の可否については各医療施設で取り決める．
- ハンカチやタオルなどの湿った布は，手指の細菌で汚染されやすいため，繰り返し使うことや共有は避ける．
- 石けん液は細菌汚染を生じることがあるため，継ぎ足しは行わない．ディスペンサーの中の石けんカートリッジを交換するタイプを用いるか，ポンプ式を用いる．ポンプ式は薬液がなくなったら容器を廃棄することがもっとも望ましいが，それが難しい場合は洗浄と消毒を行い，十分に乾燥させてから石けんを充填する．
- 固形石けんが医療関連感染の伝播に関与したとの報告はないが，水につかった状態にならないよう，管理することが必要である．

*定着(colonization)：感染性因子が存在するが組織に侵入していない状態

H. 手指衛生の実施率を上げるためのポイント

医療従事者が手指衛生を行わない原因はさまざまである（表Ⅱ-7）．これらの課題を解決するためには，複数の介入を組み合わせる多角的な取り組みが必要といわれている（表Ⅱ-8）．

表Ⅱ-7 手指衛生を行わない根本原因

1. 速乾性擦式アルコール製剤や手洗い用シンクへのアクセスが悪い．
2. 手指衛生実施率が定期的にフィードバックされていない．
3. 手指衛生に対する説明責任*やタイムリーな指導が欠如している．
4. 手指衛生を重要視しない組織文化がある．
5. 指導が不十分あるいは効果的ではない．
6. 両手にモノをもっていて手指衛生が行えない．
7. 手袋の着用により手指衛生を行うことができない．
8. 手袋を着用していれば手指衛生が不要という認識がある．

*説明責任(accountability)：組織や個人の行動に対する責任を引き受ける意思や義務を指す．

表Ⅱ-8 手指衛生を推進するための取り組み

1. 手指衛生の方法や重要性に関する指導を行う．
2. 手指衛生に関するポスターを掲示し，注意喚起を行う．
3. 手指衛生の実施状況を定期的にモニタリングし，フィードバックを行う．
  （☞ 第Ⅷ章 医療関連感染サーベイランス）
4. 手指衛生設備へのアクセスを改善する（☞ ）．
5. 医療従事者にとって使いやすい速乾性擦式アルコール製剤を採用する．
6. 手荒れを予防するために保湿剤を導入する．
7. 患者に医療従事者が手指衛生を行ったか尋ねるよう協力を依頼する．
8. 患者に医療従事者の手指衛生のモニタリングを依頼する．
9. 病院幹部が手指衛生を病院の基本方針に位置付け，推進のための支援を行う．
10. 病院幹部が手指衛生を徹底することに対してポジティブフィードバックを与え，実施しない場合は自ら指導を行う．
11. 医療施設に安全文化を醸成する（9と10が重要である）．
12. 定数を超える患者の受け入れ，人員不足，過重労働を避ける．

解説⑦　手指衛生設備へのアクセス

　手指衛生設備へのアクセスのよさは手指衛生実施率を高める[7]．手指衛生設備とは，速乾性擦式アルコール製剤や石けんとペーパータオルが設置された手洗い用シンクを指す．シンクの位置を変更するのは難しい場合が多いが，アルコール製剤の設置位置は比較的自由に変更することができる．設置位置を決める際は，以下の点に留意するとよい．

- 医療従事者の作業動線上に置く．
- 物陰に隠れないよう，目に入る位置に置く．
- 高頻度接触環境表面（電話，医療機器など）の近くに置く．
- 患者から1m以内の壁面やベッド足元に置く．
- その他，職員にアクセスしやすい設置場所をヒアリングし，設置する．
- 必要に応じて携帯型のボトルを導入する．
※ボトルを携帯していない職員のアクセス改善も併せて行う．

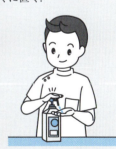

引用文献

1) Centers for Disease Control and Prevention: Guideline for Hand Hygiene in Health-Care Settings: Recommendations of the Healthcare Infection Control Practices Advisory Committee and the HICPAC/SHEA/APIC/IDSA Hand Hygiene Task Force. MMWR Recomm Rep **51**: 1-45, 2002
2) World Health Organization: Evidence of hand hygiene to reduce transmission and infections by multidrug resistant organisms in health-care settings.〈http://www.who.int/gpsc/5may/MDRO_literature-review.pdf〉（2018年5月11日参照）
3) World Health Organization: WHO guidelines on hand hygiene in health care: first global patient safety challenge: clean care is safer care. Geneva, Switzerland: World Health Organization, Patient Safety, 2009
4) Semmelweis I: The Etiology, Concept and Prophylaxis of Childbed Fever. Translated by Carter KC. The University of Wisconsin Press, Madison, 1983
5) Labarraque AG: Instructions and observations regarding the use of the chlorides of soda and lime（Porter J, eds）. New Haven, 1829
6) Pittet D, Allegranzi B, Sax H, et al: Evidence-based model for hand transmission during patient care and the role of improved practices. Lancet Infect Dis **6**（10）: 641-652, 2006
7) Public Health Ontario: Best practices for hand hygiene in all healthcare settings, 4th ed.〈https://www.publichealthontario.ca/en/eRepository/2010-12%20BP%20Hand%20Hygiene.pdf〉（2018年11月6日参照）

3 個人防護具の活用

　手袋やガウンなど感染症を引き起こすおそれのある微生物から身を守るために着用するものを**個人防護具**(personal protective equipment：PPE) という．PPEは標準予防策の考え方に基づき，知られている感染の有無に関係なく，血液，すべての体液，分泌物，汗以外の排泄物，創傷のある皮膚，粘膜に曝露する可能性がある場合に使用する．医療従事者はケアや処置の場面ごとに，身体のどの部分にどの程度の曝露が生じ得るかリスクアセスメントを行い，適切なPPEを選択する必要がある（図Ⅱ-7）．また，血液など感染性のある物質による汚染を最小限にとどめるために，PPEは単に着用すればよいというものではなく，適切な方法で着用，また取り外す必要がある．

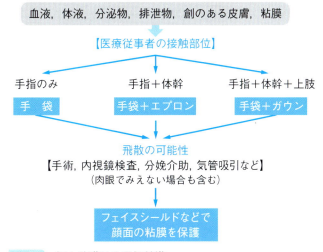

図Ⅱ-7　個人防護具の選択基準

A. 手　袋

　手袋を使用する目的は，接触による微生物の伝播を防ぐことにある．手袋を使用することにより，患者や周囲環境に触れる際に，手指に付着する細菌数を大幅に減らすことができる．手袋に関する留意事項は以下のとおりである[1]．

- 知られている感染の有無に関係なく，血液，すべての体液，分泌物，汗以外の排泄物，創傷のある皮膚，粘膜，汚染されている可能性のある皮膚（便や尿失禁のある患者の皮膚など）や器具・環境に触れることが予想される場合は，事前に手袋を着用する．
- 患者や患者周囲の環境に触れて汚染された手袋は，患者ゾーンを出る前に脱いで汚染拡大を防ぐ．

- 複数の個人防護具を組み合わせて着用していた場合，手袋は一番初めに取り外す（**表Ⅱ-9**）．
- 手袋は手の汚染を最小限に抑える方法で取り外す（**図Ⅱ-8**）．
- 手袋は患者ごとに交換する．
- 同じ患者であっても，汚染部位（陰部など）に触れた手袋は，比較的清潔な部位（顔など）に触れる前に交換する．
- 部屋から部屋に移動するコンピュータなどの機器を介した接触伝播を予防するために，機器を操作する前に手袋を脱いで手指衛生を行う．
- 手袋を取り外した後は手指衛生を行う．手袋には製造過程でピンホール（目に見えない小さな穴）ができるため，手袋の下の手指は汚染されている可能性が高いことや，手袋を取り外す際にも手指が汚染されることがあるためである．
- 手袋を洗ったり消毒したりして再利用しない．洗浄により使用済みの手袋から微生物を完全に除去することは困難であり，穴開きや破損を起こす可能性もある．実際に，手袋の再利用がMRSA，グラム陰性桿菌の伝播に関連したとの報告がある．
- 手袋の着用率を高めるために，手の小さい人から大きな人まで使えるように複数のサイズをそろえておくことや，取りやすい場所に設置するなどの工夫が必要である．
- 手袋は材質によりさまざまな特性がある．これらを理解したうえで，各医療施設や医療現場で使用する手袋を選択する（**表Ⅱ-10**）[1]．ラテックスやニトリル手袋に比べ，ビニール手袋は鋭利な器材により破れやすく，使用中に破損や穴開きが起こる確率も高い．また，伸縮性が低いため，手にフィットしにくく，手首の周りが開いて汚染を受けやすいなどの欠点がある．このため，採血などの鋭利器材を用いる処置や長時間にわたる手袋の着用を要する場面には，ビニール手袋は不向きである．

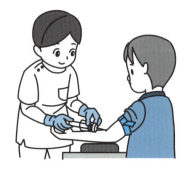

表Ⅱ-9 個人防護具を取り外す順番（着用していないものはとばす）

①手袋：もっとも汚染されているため，最初に取り外す．取り外し方は**図Ⅱ-8**参照
②ゴーグル・フェイスシールド：その他のPPEを脱ぐ際にじゃまになる可能性があるため，ガウンの次に取り外す．手指衛生を行ってから固定用のバンドをもって外す．
③ガウンやエプロン：取り外し方は**図Ⅱ-9**参照
④マスク：表面は汚染されているため触れないようにして，ひもの部分をもって外す（**図Ⅱ-10**参照）．

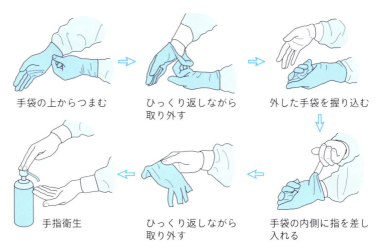

図Ⅱ-8　手袋の脱ぎ方

表Ⅱ-10　主な医療用手袋の種類と特徴

特徴＼種類	ラテックス	ニトリル	ビニール
バリア効果	高い	高い	穴開きや破損が起こりやすいため，血液などの体液曝露が予測される場面での使用に向かない．手首の周りが開きやすい．
強度	強い	強い	弱い
伸縮性	高い	ラテックスより弱い	一般的に弱い
穴開きへの抵抗性	強い	ラテックスより強い	鋭利な器具で穴が開きやすい．
アレルギー反応の可能性	ラテックスと化学物質によるアレルギー反応が起こり得る．	ラテックスは含まないが化学物質によるアレルギー反応が起こり得る．	アレルギー反応は少ないが，化学物質を含む．

[Infection Control Nurses Association: A Comprehensive Glove Choice, ICNA Publication, 2002より引用]

B. ガウン，エプロン

　血液，体液，分泌物や排泄物が飛散する可能性のある処置やケアを実施する際，皮膚を防護し衣服が汚染するのを防ぐため，清潔な非滅菌の**ガウン**または**エプロン**を着用することが勧められる[2]．

　ガウンの代わりにエプロンを使用することの是非は明確になっていない．エプロンに比べてガウンは腕が覆われるため，広範囲あるいは感染力の強い皮膚病変（水痘，角化型疥癬など）や多量の体液（大量出血している外傷患者など）との接触が想定される場合は，ガウンのほうが十分な防護効果が期待できる．エプロンを着用する場合，覆うことができるのは主に体幹である．半袖の衣服を着用している従業員は，腕を洗うことが可能だが，多忙な医療現場で腕まで確実に洗浄することが難しい場合もある．ガウンとエプロンのどちらを選択するかは，処置やケアの内

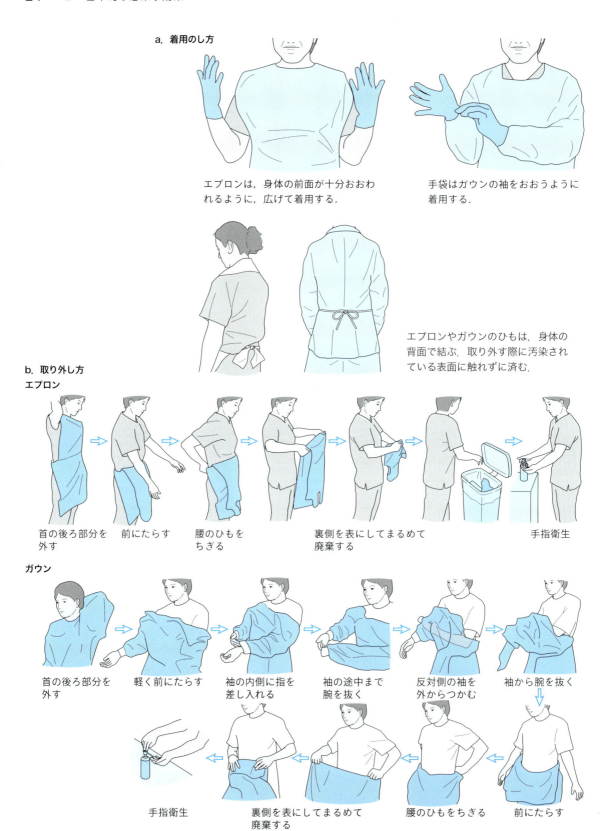

図Ⅱ-9　エプロン・ガウンの着用のし方と取り外し方

容，曝露する体液の量や病変の広さなどを考慮して各施設で決定する必要がある．いずれにしても，これらの個人防護具には撥水性があることが望ましい．また使用したガウンやエプロンは病室などの患者ゾーンを出る前に適切な方法で破棄し（図Ⅱ-9），すぐに手指衛生を行うことも汚染拡大防止には重要である．ICUやNICUなどの集中治療領域に入る前に定期的にガウンを着用することが感染予防につながるとの科学的根拠はないため，行う必要はない．

C. 外科用マスク，ゴーグル，フェイスシールド

血液や痰など感染性のある物質が飛散することが予測される場合は，アイシールドの付いた外科用マスクを着用するか，ゴーグルと外科用マスクを組み合わせて着用することにより，目，鼻，口の粘膜への病原体の付着を防止する（図Ⅱ-10）．

例えばエアロゾルや血液の飛散が起こりやすい処置（気管支鏡検査，開放式の気道分泌物の吸引，気管挿管やシャント穿刺）では，マスクとアイシールドを着用し，顔全体を覆うことが勧められる．くもり止めつきのゴーグルは長時間に及ぶ処置や手術では有用である．

米国疾病対策センター（CDC）は，脊髄造影，腰椎穿刺，脊椎麻酔および硬膜外麻酔などの腰椎処置の際には，*Streptococcus* spp.（レンサ球菌属）などの口腔内常在菌による髄膜炎を予防するために，術者が外科用マスクを着用することを強く推奨している[2]．

1. 呼吸器衛生／咳エチケット

咳エチケットは，インフルエンザ，マイコプラズマ肺炎や結核のように，咳やくしゃみを介して，ヒトからヒトに伝播するあらゆる病原体から周囲の人を守るための対策である．エチケットという言葉が使われているとおり，咳やくしゃみの症状がある人に守ってもらう必要があるマナーでもある．具体的には以下の対策から構成される．

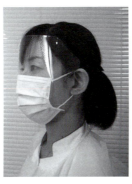

アイシールドの付いた外科用マスク

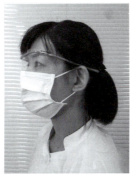

ゴーグルと外科用マスクの組み合わせ

図Ⅱ-10 外科用マスク，ゴーグル，フェイスシールドの組み合わせ

マスクをつけるときは，鼻からあごの下までを覆う．鼻の部分の金具は鼻の形に合わせて，顔とマスクの間になるべく隙間ができないように調節する．

- 医療施設の入り口やエレベーター，受付など，人目につきやすい場所にポスターを設置し，①咳やくしゃみの症状のある人は口と鼻をティッシュで押さえ，可能な場合は外科用マスクを着用すること，②ティッシュは最寄りのゴミ箱にすぐに廃棄し，手指衛生を行うことなどを記す．
- ティッシュやマスクを病院利用者に提供する．ティッシュやマスクを自動販売機や売店で販売したり無償提供するなど，病院により運用は異なる．購入を要する場合は，マスクの着用率を高めるために，病院利用者の理解を得ることにいっそうの努力を要する．無償提供をする場合，1人の利用者が何枚ものマスクをもち帰るといった事態を避けるために，マスクを職員の目の届く場所に置くなどの工夫が必要になることがある（図Ⅱ-11）．
- アクセスのよい場所に，手を触れずに廃棄できるゴミ箱を設置する．
- 可能な限り咳をしている患者と他の患者の距離を1m以上空ける．
- 待合室などに手指衛生に関する資料などを置いて情報提供を行い，アクセスのよい場所に速乾性擦式アルコール製剤を設置したり，手洗い用シンクには石けんやペーパータオルなどの物品を設置する．
- 上記について職員，患者，家族，訪問者に教育を行う．

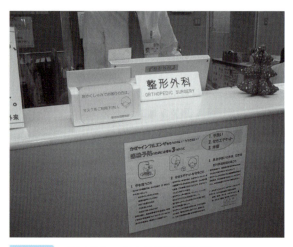

図Ⅱ-11 咳エチケットへの取り組み例

引用文献

1) Kramer A, Schwebke I, Kampf G: How long do nosocomial pathogens persist on inanimate surfaces? A systematic review. BMC Infect Dis **6**: 130, 2006
2) Public Health Service, US Department of Health and Human Services, Centers for Disease Control and Prevention, Atlanta, Georgia. Siegel JD, Rhinehart E, Jackson M, Chiarello L, and the Healthcare Infection Control Practices Advisory Committee: 2007 Guideline for Isolation Precautions: Preventing Transmission of Infectious Agents in Healthcare Settings, June 2007

4 感染経路別予防策

感染経路別予防策とは，標準予防策だけでは伝播を予防することが難しい病原体をもつ患者や，その病原体による感染症を起こしている患者に対して，標準予防策に追加して行う感染対策である．感染経路別予防策には，接触予防策，飛沫予防策，空気予防策の3つがある（**図Ⅱ-12**）[1]．対象疾患については，『CDC隔離予防策ガイドライン[1]』を参照いただきたい．

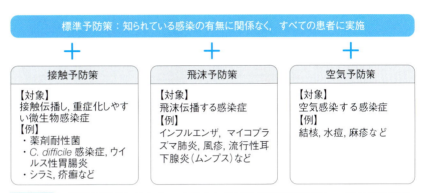

図Ⅱ-12 標準予防策に追加して実施される感染経路別予防策と一部の対象疾患

[Public Health Service, US Department of Health and Human Services, Centers for Disease Control and Prevention, Atlanta, Georgia. Siegel JD, Rhinehart E, Jackson M, Chiarello L, and the Healthcare Infection Control Practices Advisory Committee, 2007 Guideline for Isolation Precautions: Preventing Transmission of Infectious Agents in Healthcare Settings, June 2007 より引用]

A. 接触予防策 総論

接触予防策の適応となる患者に以下の対策を実施する．

1. 患者配置

急性期医療施設では，患者は個室収容するのが望ましい．個室の数が限られる場合は，以下の観点から患者配置を検討する（**図Ⅱ-13**）[1]．

- 伝播を促進する状況（例：被覆材から滲出液が頻繁に漏れる，便失禁があるなど）では，優先的に個室隔離する．
- 同じ病原体による保菌または感染症の患者を同室にする（**コホーティング**）．
- 個室隔離やコホーティングが難しい場合は以下の点に注意して同室患者を選択する．
  - 感染症を発症した場合，有害な結果を招く可能性があるか，伝播を促進させる要因をもつ患者（免疫不全，開放創，入院期間の長期化が予測される患者 など）との同室は避ける．

・患者間はカーテンなどで仕切り，1 m以上の間隔を設ける．
・同室患者に接触する前に，手袋やガウンなどの個人防護具(PPE)をすべて交換し，手指衛生を行う．

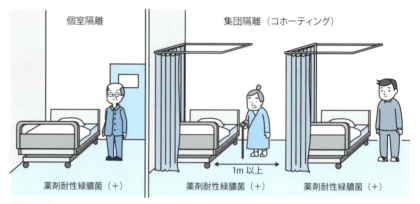

図Ⅱ-13　集団隔離（コホーティング）

　CDCの『医療機関における薬剤耐性菌の管理に関するガイドライン2006』（以下『多剤耐性菌ガイドライン』）では，標準予防策と接触予防策の徹底やコホーティングにもかかわらず，薬剤耐性菌の伝播が持続するようであれば，担当する看護スタッフを固定化することを推奨している．さらに伝播が持続する場合は，病棟(病院)への新規の入院患者の受け入れを停止する厳しい措置を講じることを勧めている[2]．

2. 手　袋

　標準予防策に基づく手袋の着用基準に加え，患者の皮膚や患者の近くにある物品(医療機器など)や環境表面(ベッド柵など)に触れる可能性がある場合は，患者ゾーンに入る時点で手袋を着用する[1]．

3. ガウン

　標準予防策に基づく手袋の着用基準に加え，衣服が患者の皮膚や患者の近くにある物品(医療機器など)や環境表面(ベッド柵など)に触れる可能性がある場合は，患者ゾーンに入る時点でガウンを着用する．ガウンは患者ゾーンを出る前に取り外して手指衛生を行う[1]．

4. 患者搬送

　患者が病室から出るのは，検査など必要な場合に限ったほうがよい．その際，感染または保菌部位から排泄物や滲出液が漏れないようにしっかりと覆われていることを確認し，他の患者への伝播や周囲環境の汚染を防ぐ．患者搬送の際には，

新しいPPEを着用する[1].

5. 患者に使用するノンクリティカル器具

患者の皮膚に触れる器具はできる限り患者専用とするか，ディスポーザブル製品を使用する．他の患者に使用する場合は，事前に適切な方法で洗浄，消毒する[1]（☞ **第V章 洗浄，消毒，滅菌**）．

6. 環境対策

※ **高頻度接触環境表面**
(high-touch surfaces)：人の手が頻繁に触れる環境表面をいう．病室内の高頻度接触環境表面は各医療施設の病室の構造により異なるため，具体的にどこを指すかは関係者で検討して定義する．

少なくとも1日1回は清掃を行い，とくに高頻度接触環境表面※の清掃をなるべく頻繁に行う[1]（☞ **第Ⅳ章 5 C. 高頻度接触環境表面の清掃**, p.124）．CDCの『薬剤耐性菌ガイドライン』では，薬剤耐性菌の伝播が持続する場合は，清掃スタッフの教育・トレーニングを強化し，適切な方法で清掃が行われていることをモニターすることや，清掃スタッフを固定化することを推奨している[2]．

B. 接触予防策 各論

1. 薬剤耐性菌

a. 薬剤耐性菌とは

薬剤耐性(antimicrobial resistance)とは，微生物が1種類以上の抗微生物薬に耐性を獲得することをいう．薬剤耐性菌という場合，厳密には微生物の中でも細菌を指す．また，抗菌薬も厳密には細菌感染症に対する治療薬を指す．

WHOは2017年に薬剤耐性菌が出現するスピードに抗菌薬の開発が追いついておらず，治療手段が枯渇していると報告した．また人類への脅威となっている薬剤耐性菌を抗菌薬の研究開発の優先度が高い順に3群に分類して発表した[3]（**表Ⅱ-11**）．

薬剤耐性の出現や伝播には，ヒトだけでなく，動物や環境が関連していることから，これらを統合した**ワンヘルス**(one health ☞ keyword)の重要性が叫ばれている．

> **ワンヘルス(one health)**：食品安全，人獣共通感染症や薬剤耐性菌などによる公衆衛生上の問題を解決するために，関連する複数の専門領域が協力しあって対策や政策を立案また実行し，研究を行うアプローチをいう．薬剤耐性については，成長促進のために抗菌薬を投与した家畜，ペット，魚などの体内で薬剤耐性菌が出現し，やがて排泄されて農作物，土壌や河川を汚染したり，食物として摂取されて，他の動物やヒトに伝播することがわかっている．このような連鎖を断ち切るためにヒト，動物，環境の健康を1つのもの(one health)ととらえた3領域の共同作業が進められている[4]．

表Ⅱ-11 新たな抗菌薬の研究開発を優先すべき薬剤耐性菌（WHO）

優先度1：緊急	
アシネトバクター・バウマニ *Acinetobacter baumannii*	カルバペネム耐性 carbapenem-resistant
緑膿菌 *Pseudomonas aeruginosa*	カルバペネム耐性 carbapenem-resistant
腸内細菌科細菌 Enterobacteriaceae	カルバペネム耐性 carbapenem-resistant 第三世代セファロスポリン系耐性 3rd generation cephalosporin-resistant
優先度2：高い	
腸球菌 *Enterococcus faecium*	バンコマイシン耐性 vancomycin-resistant
黄色ブドウ球菌 *Staphylococcus aureus*	メチシリン耐性 methicillin-resistant バンコマイシン中等度耐性および耐性 vancomycin intermediate and resistant
ヘリコバクター・ピロリ *Helicobacter pylori*	クラリスロマイシン耐性 clarithromycin-resistant
カンピロバクター *Campylobacter*	フルオロキノロン耐性 fluoroquinolone-resistant
サルモネラ属 *Salmonella* spp.	フルオロキノロン耐性 fluoroquinolone-resistant
淋菌 *Neisseria gonorrhoeae*	第三世代セファロスポリン耐性 3rd generation cephalosporin-resistant フルオロキノロン耐性 fluoroquinolone-resistant
優先度3：中等度	
肺炎球菌 *Streptococcus pneumoniae*	ペニシリン非感受性 penicillin-non-susceptible
インフルエンザ菌 *Haemophilus influenzae*	アンピシリン耐性 ampicillin-resistant
シゲラ属(赤痢菌) *Shigella* spp.	フルオロキノロン耐性 fluoroquinolone-resistant

[World Health Organization. Global priority list of antibiotic-resistant bacteria to guide research, discovery, and development of new antibiotics. 〈http://apps.who.int/medicinedocs/en/d/Js23171en/〉(2018年5月11日参照)をもとに著者作成]

b. 薬剤耐性菌の感染経路

薬剤耐性菌が医療施設内で接触感染する経路には次の3つがある．

①保菌患者に直接触れた医療従事者の手指を介して伝播する経路
②保菌患者の周囲にある高頻度接触環境表面に触れた医療従事者の手指を介して伝播する経路（☞解説⑧）
③保菌患者が使用した物品を他の患者と共有するなど物品を介して伝播する経路

c. 薬剤耐性菌の伝播を防ぐ意義

薬剤耐性菌の伝播は以下の理由により防ぐ必要がある.

①薬剤耐性菌の保菌者は,感染症を発症するリスクが高まる[5,6].
②薬剤耐性菌感染症を発症した場合,治療の選択肢が限られることがある.
③薬剤耐性菌感染症は入院の長期化,重症化,死亡,医療費の増大につながりやすい.

d. 薬剤耐性菌に対する接触予防策の効果

CDCは薬剤耐性菌の保菌または感染症のある患者に対し,接触予防策を実施することを推奨している[1,2]. しかし,メチシリン耐性黄色ブドウ球菌(MRSA)やバンコマイシン耐性腸球菌(VRE)に対し,接触予防策を実施してもしなくても,これらの薬剤耐性菌の保菌や感染症の発生率に差を認めないとする研究が近年複数報告されている. ただし,それらの研究を行った医療施設では,クロルヘキシジングルコン酸塩による全身清拭や高い手指衛生実施率の維持などの対策が並行して行われており,これらの対策が行われない状況で同様の結果が得られるかはわかっていない. また接触予防策には患者や病院にとって負の影響があることもわかっている(表Ⅱ-12)[9]. 薬剤耐性菌に対する接触予防策の必要性については,表Ⅱ-13を参考に判断するとよい.

表Ⅱ-12 接触予防策がもたらす不利益

- 寂しさ,退屈,不安,憂鬱,屈辱感
- 医療従事者との接触の機会の減少
- 褥瘡発生,転倒,転落リスクの増加
- 必要とされる検査,薬の変更,退院指導,退院後の外来診察の機会の減少
- 入院期間の延長
- 個人防護具の購入・廃棄・着脱,個室管理にかかる費用

[Kirkland KB: Taking off the gloves: toward a less dogmatic approach to the use of contact isolation. Clin Infect Dis **48**(6): 766-771, 2009をもとに著者作成]

解説⑧ 退院清掃後の高頻度接触環境表面が薬剤耐性菌の伝播に果たす役割

薬剤耐性菌保菌者が使用していた病室に入院すると,同じ薬剤耐性菌を獲得するリスクが高まることが知られている. 例えば,薬剤耐性緑膿菌保菌者が使用した病室に入院する患者は,保菌者ではない患者が使用した病室に入院する場合に比べ,入院後に薬剤耐性緑膿菌を獲得するリスクが約2倍に増加する. 同様に,MRSAは1.5～3倍,薬剤耐性アシネトバクターは4.5倍に増加すると報告されている[7].

表Ⅱ-13 接触予防策の必要性に関する判断基準

基準 \ 接触予防策の実施	どちらかというと 利益＞不利益	どちらかというと 利益＜不利益
評価対象部門の状況		
・平均的な手指衛生実施率	低い	高い
・標準予防策に基づく個人防護具の着用率	低い	高い
・クロルヘキシジングルコン酸塩を用いた全身清拭など皮膚細菌数を効果的に減少させる取り組みの有無	なし	あり
・薬剤耐性菌の日常的な検出率	高い	低い
・個室の有無	なし	あり
・手指消毒薬や個人防護具など標準予防策や接触予防策のために利用可能な資源	少ない	多い
・薬剤耐性菌感染症を起こすと，重症化/死亡する可能性が高い患者の割合	高い	低い
薬剤耐性菌保菌者の状況		
・滲出液，分泌物，排泄物等で周囲の環境を汚染する可能性	高い	低い
薬剤耐性菌の特徴		
・効果的な治療薬の有無	なし/限定	あり
・接触予防策の効果を示す質の高い研究データ	あり	なし/少ない

e．薬剤耐性菌に対する接触予防策解除のタイミング

　薬剤耐性菌の保菌状態は長期にわたる場合がある．また，間欠的に保菌する患者では，初回の監視培養が陰性でも，その後陽性になることがある．したがって，薬剤耐性菌に対する接触予防策を解除するタイミングについて，見解は定まっていない．一度陽性となった場合，終生陽性と考えて対応する医療施設もあれば，培養検査を繰り返して，複数回陰性であることを確認して解除するという独自の基準を設けている医療施設もある．米国医療疫学協会(SHEA)は，急性期病院における主な薬剤耐性菌および*C.difficile*に対する接触予防策の実施期間に関するガイダンスを発行している(**表Ⅱ-14**)[8]．薬剤耐性菌に対する接触予防策の必要性や実施期間に関する勧告は，今後もエビデンスが蓄積されるに従い修正されていくと思われる．

f．薬剤耐性菌の環境対策

　高頻度接触環境表面は薬剤耐性菌の伝播に関与することがあるため，日常清掃用の洗剤または低水準消毒薬を使用し，可能な限り頻繁，また確実に清掃・消毒を行うことが推奨されている[1]．ただし，頻繁に消毒を行っても，常時無菌化することはできないため，高頻度接触環境表面に触れた後は手指衛生を行うことが薬剤耐性菌の伝播防止にはより重要である．近年は退院清掃後に環境表面に残存した薬剤耐性菌や*Clostridioides difficile*(次項で解説)を殺滅するために，紫外線照射や蒸気化過酸化水素を活用する医療施設が欧米を中心に増えている(**図Ⅱ-14**)．また，銅の静菌作用を利用するために，銅を練りこんだリネン類や家具類を活用する医療施設もある．

表Ⅱ-14 MRSAおよび薬剤耐性腸内細菌科細菌に対する接触予防策の実施期間

メチシリン耐性黄色ブドウ球菌（MRSA）

- MRSA保菌/感染症歴のある患者を接触予防策の対象とする病院では，解除に関する方針を設ける．
- MRSA感染症の治療を行っていない患者ついては，陰性のスクリーニング培養検査結果を参考に解除を検討すること
    - 最適な検査回数，間隔，採取部位に関する見解は一定ではないが，一般的には鼻前庭部の培養を行い，1〜3回の陰性を確認する．
- 長期的保菌や再保菌のリスクが高い患者（慢性創傷のある患者や長期療養型施設の居住者）は接触予防策の実施期間を6ヵ月間ほど延長する．

薬剤耐性腸内細菌科細菌

- ESBL産生腸内細菌科細菌（ESBL-E）またはカルバペネム耐性腸内細菌科細菌（CRE）保菌/感染症歴のある患者を接触予防策の対象とする病院では，解除に関する方針を設ける．
- 入院中に陽性が判明した場合，入院中は接触予防策を継続する．
- 解除は以下を考慮しながらケース・バイ・ケースで判断する．
    - 最後に培養陽性となってから6ヵ月以上が経過している場合は解除を検討する．
    - ESBL-E または CREによる感染症に対して広域抗菌薬による治療が実施されている場合は接触予防策の継続が望ましい．
    - 1週間以上の間隔をあけて実施した直腸スワブを用いたスクリーニング培養検査が連続2回以上陰性となった場合は解除を検討する．
- カルバペネマーゼ産生CREや感受性のある抗菌薬がきわめて限定される腸内細菌科細菌（感受性がある治療薬が2系統以下）の場合は接触予防策を無期限に継続する．

[Banach DB, Bearman G, Barnden M, et al: Duration of Contact Precautions of Acute-Care Settings. Infect Control Hosp Epidemiol **39**(2): 127-144, 2018]

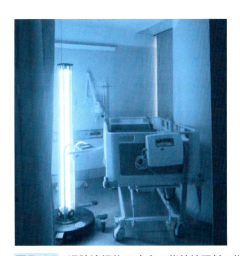

図Ⅱ-14 退院清掃後の病室の紫外線照射の様子

360℃方向にUVC波を照射することにより，芽胞を含む微生物を殺滅する．影になる部分が少なくなるようあらかじめ家具類を配置し，照射装置の場所を移動して複数回照射を行う．

2. クロストリディオイデス・ディフィシル
a. クロストリディオイデス・ディフィシル感染症とは

*クロストリディオイデス・ディフィシル (*Clostridioides difficile*): かつて *Clostridium difficile* と呼ばれていたが2016年に *Clostridioides* という属名が新しくつくられ、これに含まれることになった.

クロストリディオイデス・ディフィシル (*Clostridioides difficile*)* は、芽胞を形成する偏性嫌気性のグラム陽性桿菌であり、医療関連の腸管感染症である *Clostridioides difficile* 感染症 (CDI) を引き起こす. 患者が医療従事者の手指、器具、高頻度接触環境表面との接触により *C. difficile* 芽胞を経口的に摂取すると、胃酸で殺されることなく腸管に到達し、栄養型となる. その後、抗菌薬の投与による腸内細菌叢の変化などが契機となって増殖し、毒素 (トキシン) を産生することによって腸管に炎症と傷害を生じさせる (図Ⅱ-15). 症状としては、1日数回の下痢といった軽症な場合から、1日十数回の下痢と高度の脱水、発熱を伴う偽膜性腸炎や、劇症型腸炎などの重篤な場合まである.

*バイナリートキシン: *C. difficile* transferase (CDT) と呼ばれることもある.

C. difficile が産生する毒素には、A毒素、B毒素、およびバイナリートキシン* (binary toxin) の3種類がある. *C. difficile* には、AとBの両毒素を産生する株 (A⁺/B⁺株) のほかに、毒素A陰性・毒素B陽性株 (A⁻/B⁺株) もある. また、2001年以降、北米を中心に *C. difficile* 変異株であるBⅠ/NAP1/027株 (epidemic strain とも呼ばれる) の検出が報告されている. BⅠ/NAP1/027株は通常の *C. difficile* に比べA毒素、B毒素の産生量が多く、さらにバイナリートキシンを産生するため、BⅠ/NAP1/027株によるCDIは重症化しやすく、死亡率も高い[10].

b. *C. difficile* の特徴を踏まえた接触予防策

CDIに対して接触予防策を実施する場合は、*C. difficile* の特徴を踏まえて以下を考慮する.

1) 迅速診断検査の結果に基づいて接触予防策の必要性を判断しない

国内の医療施設では、CDIが疑われる患者に対して毒素を検出する迅速検査、または抗原と毒素を検出する迅速検査を実施することが一般的である (表Ⅱ-15). いずれも感度は十分ではなく、偽陰性が生じる可能性がある. したがって、臨床症状からCDIが疑われる場合は、速やかに接触予防策を開始することが望ましい. 接触予防策を解除するタイミングについて定まった見解はないが、CDCや米国感染症学会は下痢が終息してから少なくとも48時間が経過するまでとしている. また、CDI対策を実施しても発生率が高い状況が続く場合は、退院まで延長することをすすめている[11].

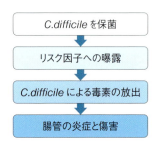

図Ⅱ-15 CDIの発生機序

抗菌薬は種類を問わずCDIのリスク因子になる. その他のリスク因子には、入院歴、高齢、制酸薬の使用、重篤な基礎疾患などがあるが、これらのリスク因子がない場合でもCDIを起こすことがある. さらに近年は、入院歴がなく、外来で抗菌薬や制酸薬の投与を受けた患者のCDIも報告されている.

表Ⅱ-15　*C.difficile*の代表的な検査法

検査法	特徴
抗原検査	*C.difficile*抗原のグルタミン酸脱水素酵素（glutamate dehydrogenase：GDH）を検出する． 非毒素産生株や他のクロストリディオイデス属でも陽性となることからCDIの診断のためには毒素検査を併用する． 感度が低く，偽陰性が生じやすい． 迅速診断検査である．
毒素（トキシン）検査	A毒素および/またはB毒素を検出する． 感度が低く，偽陰性が生じやすい． 迅速診断検査である．
分離培養	偏性嫌気性菌であるため嫌気培養を要する． 判定までに数日を要する． 毒素産生株と非産生株を区別できない．
細胞毒性試験	毒素検出のゴールドスタンダードとされる検査法であるが，培養細胞を維持また管理するための設備や煩雑な手技を要するため，通常の検査室では実施が難しい．
遺伝子検査	PCR法やLAMP法により毒素遺伝子を検出する． 感度，特異度が高い． 欧米の医療施設で広く導入されているが国内ではまだ一般的ではない．

2）患者や周囲環境との接触後は石けんと流水による手洗いを実施する

*C.difficile*は芽胞を形成するため，アルコールに抵抗性がある．CDIが疑われる患者やその周囲環境に触れた後は，石けんと流水で手洗いを行う．

3）*C.difficile*の環境対策

CDI発生率が高い部門では，高頻度接触環境表面を高濃度（少なくとも1,000 ppm，理想的には5,000 ppm）の塩素溶液で消毒することが推奨されている[10]．塩素は，金属腐食性や呼吸器刺激性があるため，使用は慎重に判断する．

3．疥　癬

疥癬（scabies）は，ヒト疥癬虫（別称：ヒトヒゼンダニ）と呼ばれるダニの一種が，皮膚の最表面である角質層に寄生することにより発生する（表Ⅱ-16）．疥癬には，通常疥癬と角化型疥癬の2つの臨床病型があり，発症リスク，症状，対策が異なる（表Ⅱ-17）．疥癬は接触により伝播し，潜伏期間は2週間から1ヵ月と長いが，角化型疥癬では多数のヒゼンダニに感染することで4～5日と短くなる場合もある[12]．治療開始後はヒト疥癬虫数が激減するため，感染力は弱まる．

表Ⅱ-16　ヒト疥癬虫の特徴

- 乾燥に弱く，体温以下では活動性が弱まる．
- 人体より落下後，室内環境では活発な運動能力を失い，2～3時間で新たな宿主への寄生は不可能となる．
- 布や繊維をかき分けて侵入できない．
- 足の構造から，布団や毛布の奥への潜入や衣服の繊維をかき分けて皮膚に取り付く力はない．

表Ⅱ-17 通常疥癬と角化型疥癬の違い

項　目	通常疥癬	角化型疥癬
リスク	元来健康で正常な免疫能をもつ人	免疫能が低下した患者や高齢者
症　状	以下の3種類の皮疹が特徴的である． ・疥癬トンネル(burrow) ・激しいかゆみを伴う紅斑性丘疹 ・小豆大，赤褐色の結節	肥厚した灰色～黄白色の角質増殖が手，足，殿部，肘や膝に加え，頭，頸，耳を含む全身にみられる．爪の角質増殖を伴う場合や，全身の皮膚の紅潮を認める場合もある．かゆみを伴わないことがある．
疥癬虫数と感染力	数匹（ただし，免疫不全患者や高齢者では多いことがある） 感染には長時間の濃密な接触を要し，短時間の接触や衣類・寝具を介した感染はまれ	約100～200万匹 感染力が強い 短時間の接触，衣類・リネンを介した感染が起こり得る．
個室隔離	不要	要 治療開始後1～2週間まで
手指衛生およびPPEの着用	皮膚処置の際は，手袋を着用し，破棄後は手洗い．ガウンは不要	患者や周囲環境との接触前に手袋，長袖ガウン，シューカバーなどを着用 患者の部屋を出る前に破棄
入浴（湯を介した感染はない）	通常通りの洗浄を行う．	入浴の順番を最後にする． 介助者は手袋，長袖ガウン，長靴を着用し，入浴後，浴槽や洗い場を浴室用洗剤で洗浄する． マット類は洗濯し，脱衣所には掃除機をかける．
シーツ交換	通常通り	治療を行うたびに交換
洗濯	通常の方法 ただし，密閉して搬送する．	密閉して搬送する． 病院での洗濯は通常（80℃10分以上）の方法で実施 自宅では洗濯後に乾燥機にかけるか，密閉してピレスロイド系殺虫剤を噴霧後に洗濯
病室の清掃	通常通り	ワイパーなどで落屑を回収し，掃除機で清掃（フィルター付きが望ましい） 隔離期間中に退院した場合は，ピレスロイド系殺虫剤を散布後に退院清掃
使用済み物品	通常通り	専用化し，他の患者と共有する前に掃除機をかけるか，ピレスロイド系殺虫剤を使用 （ストレッチャーや検査台にはディスポーザブルシーツを使用）
接触者への対応	雑魚寝をしているなど，長期にわたる濃厚接触がある場合は予防治療を検討する．	同居家族は症状にかかわらず予防治療を検討する．PPEを着用せずに濃厚接触のあった職員の予防治療を検討する．

[Stuart H, Cohen MD, Dale N, et al: Clinical Practice Guidelines for *Clostridium difficile* Infection in Adults: 2010 Update by the Society for Healthcare Epidemiology of America (SHEA) and the Infectious Diseases Society of America (IDSA). Infect Control Hosp Epidemiol 31(5): 431-455, 2010をもとに著者作成]

C. 飛沫予防策

　飛沫伝播は，咳やくしゃみの際に飛び出す5μm以上の大きさの飛沫に含まれる微生物が，近く（2～3m以内）にいる人の目や鼻，気道の粘膜と接触することによって起こる．飛沫は水分を含んで重いため，すぐに地上に落ちてしまい，通常2～3mより離れたところにいる人には届かない．

1. 患者配置

急性期医療施設では，患者は個室に収容するのが望ましい．個室の数が限られる場合は，以下の観点から患者配置を検討する[1]．

- 咳や痰の量が多い患者を優先的に個室隔離する．
- 同じ病原体のみによる活動性の感染症に罹患している患者と同室にする（コホーティング）．
- 個室隔離やコホーティングが難しい場合は以下の点に注意して同室患者を選択する．
    ・感染症を発症した場合，有害な結果を招く可能性があるか，伝播を促進させる要因をもつ患者（免疫不全，入院期間の長期化が予測される患者など）との同室はさける．
    ・患者間はカーテンなどで仕切り，1m以上の間隔を設ける．
    ・同室患者に接触する前に，身につけていたPPEをすべて交換し，手指衛生を行う．

2. マスク

医療従事者は，患者ゾーンに入る際に外科用マスクを着用する[1]．

3. 患者搬送

隔離期間中は移動を最小限にし，検査などで移動が必要な場合は，患者に外科用マスクを着用してもらい，飛沫の拡散を防ぐ．患者がマスクを着用していれば，搬送する医療従事者はマスクを着用する必要はない[1]．

D．空気予防策

咳やくしゃみ，会話などの際に口から飛び出した飛沫の水分が蒸発してできる1〜2μmの飛沫核や小さな粒子に微生物が付着した状態で空中を浮遊し，これを吸入することにより空気感染が起こる．医療現場でヒトからヒトに空気感染する主要な感染症は，結核，水痘・播種性帯状疱疹，麻疹である．アスペルギルス症は空気中の胞子を吸入することで感染するが，ヒトからヒトへは伝播しないため，空気予防策の適応とはならない．具体的な空気予防策は下記のとおりであるが，結核に関連した対策や職員における麻疹，水痘対策については 第Ⅳ章 ③A（☞p.86）で詳細に解説する．

1. 患者配置

患者は陰圧に空調管理された個室に収容する[1]．

2. 担当者の制限

麻疹，水痘，播種性帯状疱疹に対する免疫のない職員はなるべく患者病室に立ち入らない[1]．

3. 個人防護具の着用

排菌のある結核患者との接触，結核性病変の洗浄，切開，ドレナージ，検体処理などの際に生菌を含むエアロゾルが生じる場合は，事前に**N95微粒子用マスク**[*]を着用する．

予防接種歴，罹患歴，抗体価などから麻疹，水痘に対する免疫があると考えられる職員がN95微粒子用マスクあるいは外科用マスクを着用すべきかについて明らかな推奨事項はない[1]．確認された免疫の有無にかかわらず，妊娠中の職員は麻疹や水痘の患者を担当しない方針を設けている医療施設もある．

4. 患者搬送

隔離期間中は移動を最小限にし，検査などで移動が必要な場合は，患者に外科用マスクを着用してもらう．水痘や結核による皮膚病変は被覆し，微生物のエアロゾル化や病変との接触を予防する[1]．

*N95微粒子用マスク：米国の労働安全衛生研究所(NIOSH)が定める防塵マスクの規格において，N(not resistant to oil，耐油性なし)かつフィルター性能(直径0.3μmの微粒子に対するろ過率)が95%以上の呼吸器防護具(レスピレーター)をさす．

引用文献

1) Public Health Service, US Department of Health and Human Services, Centers for Disease Control and Prevention, Atlanta, Georgia. Siegel JD, Rhinehart E, Jackson M, Chiarello L, and the Healthcare Infection Control Practices Advisory Committee: 2007 Guideline for Isolation Precautions: Preventing Transmission of Infectious Agents in Healthcare Settings, June 2007

2) Siegel JD, Rhinehart E, Jackson M, Chiarello L, Healthcare Infection Control Practices Advisory Committee: Management of multidrug-resistant organisms in healthcare settings. Atlanta (GA): Centers for Disease Control and Prevention, 2006.〈www.cdc.gov/ncidod/dhqp/pdf/ar/ mdroGuideline2006.pdf〉(2018年5月11日参照)

3) World Health Organization. Global priority list of antibiotic-resistant bacteria to guide research, discovery, and development of new antibiotics.〈http://apps.who.int/medicinedocs/en/d/Js23171en/〉(2018年5月11日参照)

4) World Health Organization: One Health.〈http://www.who.int/features/qa/one-health/en/〉(2018年11月7日参照)

5) Tischendorf J, de Avila RA, Safdar N: Risk of infection following colonization with carbapenem-resistant *Enterobactericeae*: A systematic review. Am J Infect Control **44**(5): 539-543, 2016

6) Zervou FN, Zacharioudakis IM, et al: MRSA colonization and risk of infection in the neonatal and pediatric ICU: a meta-analysis. Pediatrics **133**(4): e1015-1023, 2014

7) Mitchell BG, Dancer SJ, Anderson M, et al: Risk of organism acquisition from prior room occupants: a systematic review and meta-analysis. J Hosp Infect **91**(3): 211-217, 2015

8) Banach DB, Bearman G, Barnden M, et al: Duration of Contact Precautions of Acute-Care Settings. Infect Control Hosp Epidemiol **39**(2): 127-144, 2018

9) Kirkland KB: Taking off the gloves: toward a less dogmatic approach to the use of contact isolation. Clin Infect Dis **48**(6): 766-771, 2009

10) Dubberke ER, Carling P, Carrico R, et al: Strategies to Prevent *Clostridium difficile* Infections in Acute Care Hospitals: 2014 Update. Infect Control Hosp Epidemiol. **35**(6): 628-645, 2014

11) McDonald LC, Gerding DN, Johnson S, et al: IDSA Practice Guidelines. *Clostridium difficile*. Clinic Inf Dis **66**(7): e1-e48, 2018

12) 日本皮膚科学会疥癬診療ガイドライン策定委員会：疥癬診療ガイドライン(第3版)．日皮会誌**125**(11): 2023-2048, 2015

5 新興感染症対策

A. 新興感染症とは

新興感染症とは，最近新しく認知され，局地的にあるいは国際的に公衆衛生上の問題となる感染症である（**表Ⅱ-18**）[1]．**輸入感染症**とは，すべてが，あるいは主に海外で感染して国内にもち込まれる感染症をいう[2]．新興感染症の中には中東呼吸器症候群（middle east respiratory syndrome：MERS）のように輸入感染症として国内にもち込まれるものもあれば，重症熱性血小板減少症候群（severe fever with thrombocytopenia syndrome：SFTS）のように国内で発生するものもある．本節では，医療施設内で新興感染症の二次感染を防ぐためのポイントについて解説する．

表Ⅱ-18 確実な予防・治療法が確立されておらず，公衆衛生上の緊急事態を引き起こす可能性がある重症新興感染症（WHO）

・クリミア・コンゴ出血熱	・重症熱性血小板減少症候群（SFTS）
・中東呼吸器症候群（MERS）	・ジカ熱
・重症呼吸器症候群（SARS）	・アレナウイルス感染症（ラッサ熱含む）
・ニパウイルスおよびその他のヘニパウイルス感染症	・フィロウイルス感染症（エボラ出血熱，マールブルグ病を含む）
・リフトバレー熱（RVF）	

[WHO: Annual review of the list of priority diseases for the WHO R&D Blueprint.〈http://www.who.int/blueprint/meetings-events/priority_disease_list_review_short_summary_25Jan2017.pdf〉(2018年5月10日参照)より引用]

B. 新興感染症対策を構築するための情報収集

医療施設で新興感染症の二次感染を防ぐための対策を構築するにあたり，まずは公衆衛生上の問題ととらえられている新興感染症の種類を把握する必要がある（**表Ⅱ-19**）．そして，これらの感染症に罹患した患者が受診する可能性を評価し，受診の可能性が高い感染症から優先的に対策を立案する．例えば，中東からの帰国/入国者が多い都市部の医療施設には，MERS患者が受診する可能性がある．ま

表Ⅱ-19 新興感染症の発生状況に関する情報源

名称	URL
厚生労働省検疫所FORTH	http://www.forth.go.jp/
国立感染症研究所 感染症疫学センター	http://www.nih.go.jp/niid/ja/from-idsc.html
WHO Disease Outbreak News（DONs）	http://www.who.int/csr/don/en/
MMWR	http://www.cdc.gov/mmwr/
CDC Current Outbreak List	http://www.cdc.gov/outbreaks/
Promed-mail	http://www.promedmail.org/
CIDRAP	http://www.cidrap.umn.edu/

た，東日本に比べて西日本の医療施設では，SFTSの患者をみる機会が多い．また，近い将来，新型インフルエンザによるパンデミックが起こる可能性が指摘されており，これについてはあらゆる医療施設で備えが必要である[3]．

感染対策は，選択した新興感染症の疫学情報や専門機関が発行するガイドラインを参考にしながら構築する（表Ⅱ-20，Ⅱ-21）．発生から間もない新興感染症は，

表Ⅱ-20 新興感染症対策を構築する際に収集する主な情報項目

- 主な発生地域
- 原因微生物
- 臨床症状・経過，検査所見，予後不良因子（ハイリスク患者）
- 診断のための検査・治療
- 感染経路
- 二次感染（ヒト-ヒト感染）の可能性
- 二次感染のリスク因子（二次感染が生じやすい状況や行為など）
- 潜伏期間
- 感染性期間
- 感染性，病原性，致命率
- 推奨される感染対策（隔離予防策，消毒薬に対する感受性，効果的な曝露後予防の有無と方法など）
- ワクチンの有無

表Ⅱ-21 重症熱性血小板減少症候群（SFTS）および中東呼吸器症候群（MERS）に関する疫学情報と推奨される感染対策（2018年4月現在）

項目	SFTS[7〜10]	MERS[4〜6]
主な発生地域	・ヒトにおける感染の報告は西日本が中心 ・SFTSウイルス保有マダニは全国に分布	・中東地域の一部で流行中 ・流行国への渡航歴のある人が帰国後に発症する輸入症例は複数の国で発生している．
原因微生物	ブニヤウイルス科フレボウイルス属のSFTSウイルス	コロナウイルス科ベータコロナウイルス属のMERSコロナウイルス
臨床症状・経過 検査所見 予後不良因子	・多くで発熱，消化器症状（食欲低下，嘔気，嘔吐，下痢，腹痛），その他に頭痛，筋肉痛，神経症状（意識障害・失語など），リンパ節腫脹，出血症状（皮下出血や下血など）がみられる． ・血小板減少（10万/mm^3未満），白血球減少（4,000/mm^3未満），血清酵素（AST，ALT，LDH）の上昇	・病像は無症状例，上気道症状，下痢や嘔吐などの消化器症状から急性呼吸窮迫症候群（ARDS）まで多岐にわたる． ・典型的には，発熱や咳嗽などのインフルエンザ様症状から始まり，急速に進行する肺炎を発症し，呼吸管理を要する． ・とくに高齢者，あるいは糖尿病や腎不全などの基礎疾患をもつ患者は重症化しやすく，発症から約7〜10日後に肺炎が増悪し，ARDSを併発し，急性呼吸不全や多臓器不全（とくに腎不全）に陥ることがある．
検査	・血液，血清，咽頭拭い液，尿から病原体・病原体遺伝子検出，血清から抗体検出	・咽頭拭い液，喀痰等から病原体または病原体遺伝子の検出
治療	対症療法	対症療法
ワクチン	なし	なし
曝露後予防	なし	なし
感染経路 感染のハイリスク手技 ヒト-ヒト感染（二次感染）の可能性	・SFTSウイルスを保有するマダニによる刺咬 ・血液・体液への粘膜・創傷曝露 ・個人防護具を着用しない気管挿管や心肺蘇生，針刺しによる二次感染例の報告あり	・MERSコロナウイルスを保有するヒトコブラクダとの濃厚接触 ・家庭内や医療施設において，個人防護具を使用しなかった場合における飛沫または接触感染 ・発生地域では市中で流行はみられておらず，ヒト-ヒト感染は限定的

（つづく）

表II-21 つづき

潜伏期間	・(マダニに咬まれてから)6日〜2週間程度 ・ヒト-ヒト感染ではより短い傾向	・2〜14日(中央値は5日程度)
感染性期間	・よくわかっていないが，おそらく症状が消失するまで	・よくわかっていないが，おそらく症状出現後21日目頃まで
致命率	・国内では約20%	・約35%
専門機関が推奨する予防策	・血液・体液曝露予防が重要 標準予防策に接触予防策，飛沫予防策を追加 ・明らかな空気感染例は報告されていないが，エアロゾルが発生する場合は空気予防策を推奨する慎重な見解あり	・標準予防策に飛沫予防策と接触予防策を追加

　疫学情報の不足や見解の相違などにより，ガイドライン間で推奨される感染対策に違いがみられることがある．例えば，MERS患者の診療を行う際に医療従事者が着用すべき個人防護具の1つとして，WHOは外科用マスクを推奨しているが，米国CDCはN95微粒子用マスクを推奨している[11, 12]．また，SFTSに対する空気予防策の必要性に関する勧告は文献によって異なる[13, 14]．このような場合は，新興感染症患者の対応を経験した国内外の医療施設から報告される二次感染のリスクを生じさせる状況(例えば，SFTSの場合は血液・体液曝露)や行為(例えば，MERSの場合は飛沫が飛散しやすい状況でマスクを着用しないこと)を参考にしながら，これらを避けるために各医療施設で実践可能な対策を検討する．新興感染症対策ガイドラインは，疫学情報の蓄積に伴い頻繁に改定される場合があるため，常に最新版を参照する．

C. 新興感染症の早期発見と隔離

　新興感染症の中には初期症状が非特異的なものがある．また受診から確定診断まで時間を要するものも多い．したがって日常的に標準予防策を実施し，血液・体液曝露を防ぐことが新興感染症の二次感染を防ぐために重要である．

　また，新興感染症を早期に発見するには，発生地域への滞在歴や特定の症状のある患者に積極的に申し出てもらえるようポスター(図II-16)を掲示することや，予告なしに新興感染症患者の診療を行う可能性がある部門に対し，疑うべき新興感染症の種類や特徴を周知する取り組みを行う．また，新興感染症が疑われた場合は速やかに必要とされる感染対策を開始できるよう，関連部門および保健所などの外部機関とともに定期的な訓練を行う．訓練後は明らかになった課題や改善策について検討するデブリーフィングを行い，感染対策を修正することが突然の受診への迅速かつ安全な対応を可能にする．

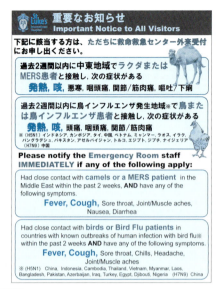

図Ⅱ-16 新興感染症に関する患者案内ポスターの例

引用文献

1) 国立感染症研究所：新興感染症.〈https://www.niid.go.jp/niid/ja/route/emergent.html〉（2018年5月10日参照）
2) 国立感染症研究所：輸入感染症.〈https://www.niid.go.jp/niid/ja/route/transport.html〉（2018年5月10日参照）
3) Uyeki TM, Katz JM, Jernigan DB, et al: Novel influenza A viruses and pandemic threats. Lancet **389**（10085）: 2172-2174, 2017
4) Middle East Respiratory Syndrome（MERS）. Control of Communicable Disease Manual（Heymann, DL ed.）, 20th ed, p539-549, APHA Press, 2014
5) CDC: Middle East Respiratory Syndrome（MERS）.〈https://www.cdc.gov/coronavirus/mers/index.html〉（2018年5月16日参照）
6) 厚生労働省：中東呼吸器症候群（MERS）.〈http://www.mhlw.go.jp/bunya/kenkou/kekkaku-kansenshou19/mers_qa.html〉（2018年5月16日参照）
7) Liu S, Chai C, Wang C, et al: Systematic review of severe fever with thrombocytopenia syndrome:virology, epidemiology, and clinical characteristics. Rev Med Virol **24**（2）: 90-102, 2014
8) Li, DX: Severe fever with thrombocytopenia syndrome: a newly discovered emerging infectious disease. Clin Microbiol Infect **21**（7）: 614-620, 2015
9) Kim WY, Choi W, Park SW, et al: Nosocomial transmission of severe fever with thrombocytopenia syndrome in Korea. Clin Infect Dis **60**（11）: 1681, 2015
10) 国立感染症研究所：SFTSのヒト-ヒト感染事例について（文献レビュー）. IASR **37**: 48-49, 2016.〈https://www.niid.go.jp/niid/ja/iasr-sp/2342-related-articles/related-articles-433/6317-dj4337.html〉（2018年5月16日参照）
11) CDC: Interim Infection Prevention and Control Recommendations for Hospitalized Patients with Middle East Respiratory Syndrome Coronavirus（MERS-CoV）. Updated June 2015.〈https://www.cdc.gov/coronavirus/mers/infection-prevention-control.html〉（2018年5月16日参照）
12) WHO: Infection prevention and control during health care for probable or confirmed cases of Middle East respiratory syndrome coronavirus（MERS-CoV）infection: Interim Guidance, Updated 4 June 2015
13) 厚生労働省：重症熱性血小板減少症候群（SFTS）に関するQ&A.〈http://www.mhlw.go.jp/bunya/kenkou/kekkaku-kansenshou19/sfts_qa.html〉（2018年5月16日参照）
14) 加藤康幸ほか：重症熱性血小板減少症候群（SFTS）診療の手引き, 第3版, 2014

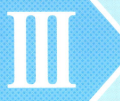

III 医療器具・処置関連感染対策

1 血管内留置カテーテル由来血流感染

A. 血管内留置カテーテル由来血流感染（CRBSI）とは

カテーテルを血管内に留置することが契機となって発生する全身性の感染症を血管内留置カテーテル由来血流感染（catheter-related bloodstream infection：CRBSI ☞ keyword）という．CRBSIを発症した患者は重症化しやすく，そのうち12〜25％が死亡するといわれている[1]．CRBSI予防のためには，CRBSIの主要なリスク因子や感染経路について知り，これを除去また遮断するための対策を実施する必要がある．

CRBSIの疾患定義は，臨床診断を行うための定義であり，サーベイランスのために使用する中心ライン関連血流感染（central line-associated bloodstream infection：CLABSI）の定義とは異なる．CLABSIは，発症前48時間以内に中心ライン*を挿入していた患者に起こる原発性の血流感染である[2]．

血管内留置カテーテルにはさまざまな種類があり（**表Ⅲ-1**），いずれも血流感染のリスクを伴う[4]．CLABSIの原因微生物としてもっとも多いのは，coagulase-negative staphylococcus（コアグラーゼ陰性ブドウ球菌），*S. aureus*（黄色ブドウ球菌），enterococcus（腸球菌）および*Candida* spp.（カンジダ属）である[5,6]．

*中心ライン：先端が大血管内または右心房付近に到達する血管内留置カテーテルを指す．中心静脈カテーテル，末梢挿入中心ライン(PICC)，肺動脈カテーテル(スワンガンツカテーテル)，臍動脈・臍静脈カテーテル，血液透析用カテーテル，カフ付皮下トンネル型カテーテル，皮下埋め込み型ポートなどがある．

> **keyword**
> **血管内留置カテーテル由来血流感染の定義[3]**
> カテーテルを血管内に留置している患者の末梢静脈から採取された血液培養が，少なくとも1回は陽性となる菌血症または真菌血症で，発熱，悪寒または血圧低下など感染の臨床症状を認め，カテーテル以外の感染源が考えられない場合．また，以下のうち少なくとも1つを認める．
> - カテーテル断片の半定量培養が陽性（>15 CFU/カテーテル断片）または定量培養が陽性（>10^2 CFU/カテーテル断片）であり，カテーテル断端および末梢血から同一の菌種が検出される．
> - カテーテルハブから採取した血液が，同時に同量を採取した末梢血液よりも自動血液培養装置で2時間以上早く陽性化する．
> - カテーテルハブから採取した血液と同時に採取した末梢血に含まれる菌量の比が>3：1 CFU/mLである．

表Ⅲ-1 主な血管内留置カテーテルの種類とCRBSIリスク

留置期間	カテーテルの種類	CRBSIリスク
短期	末梢静脈カテーテル	通常低い ただし長期留置で静脈炎のリスクが上昇
短期	中心静脈カテーテル	長期留置によりリスクが上昇
短期	末梢挿入中心ライン（PICC）	中心静脈カテーテルと同程度か低い
短期	肺動脈カテーテル（スワンガンツカテーテル）	中心静脈カテーテルと同程度
短期	末梢動脈カテーテル	通常低い
短期	臍動脈・臍静脈カテーテル	動脈と静脈でリスクは変わらない
短期	血液透析用カテーテル	中心静脈カテーテルと同程度
長期	カフ付皮下トンネル型カテーテル	通常低い（カフが皮下組織と融合することにより病原体の侵入を阻止する）
長期	皮下埋め込み型ポート	通常低い

[Maki DG, Kluger DM, Crnich CJ: The risk of bloodstream infection in adults with different intravascular devices: a systematic review of 200 published prospective studies. Mayo Clin Proc 81: 1159-1171, 2006をもとに著者作成]

B. 微生物の侵入経路

カテーテルの留置に伴い，血管内に微生物が侵入する経路は主に3つある（図Ⅲ-1）[7]．1つは患者や医療従事者の皮膚に存在する微生物がカテーテル挿入部から侵入する経路である．挿入部の皮膚に存在する細菌数と血流感染のリスクは相関することが知られている[8〜11]．2つめはカテーテル接続部が操作時に汚染されて，カテーテルの内腔から微生物が侵入する経路である．3つめは，微生物汚染の生じた輸液が投与される経路である．これらの侵入経路を通る微生物の侵入を防ぐのが血流感染予防のポイントである．

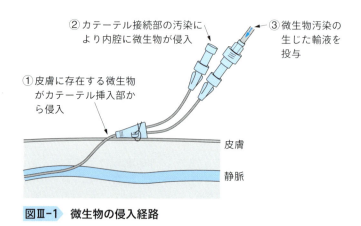

図Ⅲ-1 微生物の侵入経路

C. 血管内留置カテーテル由来血流感染（CRBSI）対策

　CRBSI対策については，2018年12月現在，以下の専門機関がガイドラインを発行している（表Ⅲ-2）．ここでは，これらのガイドラインで推奨されている主要な対策とそれらを医療現場で導入するにあたってのポイントをまとめた．ガイドラインは不定期に改訂されるため，常に最新版を参照いただきたい．また，ここで解説するCRBSI対策には，エビデンスレベルに応じた推奨度がそれぞれのガイドラインで設定されている．CRBSI対策を検討する際は，ガイドラインが設定した推奨度や最新の知見を確認することをおすすめする．表Ⅲ-2のガイドラインに記載のないCRBSI対策や関連する情報を紹介する場合は文末に参考文献番号を付記した．導入を検討する場合は，本書に記載した参考文献に加え，対策に関する最新の知見を確認していただきたい．

1. すべての血管内留置カテーテルに共通する対策

a. 留置期間の短縮

　カテーテルの留置期間が長引くほど，血流感染のリスクが高まる[12～20]（表Ⅲ-3）．留置の必要性を少なくとも1日1回は見直し，早期に抜去するか，長期的な留置が必要となる場合は，より血流感染リスクの低いカテーテルへの変更を検討する．

b. 手指衛生と手袋の着用

　以下の場面では手指衛生を行い，血流への微生物の侵入を予防する．

- カテーテル挿入部位を確認するために皮膚に触れる前後
- カテーテル挿入や被覆材交換の際に手袋を装着する前と手袋を取り外した直後
- 薬剤の側注などのために輸液ルートを操作する前後

表Ⅲ-2　CRBSI対策ガイドライン

発行元	ガイドライン名称	発行年
IDSA[3]	Clinical Practice Guidelines for the Diagnosis and Management of Intravascular Catheter-Related Infection: 2009 Update by the Infectious Diseases Society of America	2009
CDC[2]	Guidelines for the Prevention of Intravascular Catheter-Related Infections, 2011	2011
SHEA[31]	Strategies to Prevent Central Line-Associated Bloodstream Infections in Acute Care Hospitals: 2014 Update	2014
NHS Epic 3 Project[33]	epic3: National Evidence-Based Guidelines for Preventing Healthcare-Associated Infections in NHS Hospitals in England	2014
Infusion Nurses Society[28]	Infusion Therapy Standards of Practice 2016	2016

CDC: Centers for Disease Control and Prevention，米国疾病対策センター
IDSA: Infectious Disease Society of America，米国感染症学会
SHEA: Society for Healthcare Epidemiology of America，米国医療疫学学会
NHS: National Health Service，英国国民保健サービス
Infusion Nurses Society: 米国輸液看護学会

表Ⅲ-3　血流感染リスクが上昇する留置期間

カテーテルの種類	留置期間
末梢静脈カテーテル	3～4日以上
中心静脈カテーテル	6日以上
肺動脈カテーテル(スワンガンツカテーテル)	3～4日以上
末梢動脈カテーテル	4～6日以上

[Maki DG, Ringer M: Risk factors for infusion-related phlebitis with small peripheral venous catheters. A randomized controlled trial. Ann Intern Med **114**(10): 845, 1991, Lai KK: Safety of prolonging peripheral cannula and i.v. tubing use from 72 hours to 96 hours. Am J Infect Control **26**(1): 66, 1998, Collin J, Collin C, Constable FL, et al: Infusion thrombophlebitis and infection with various cannulas. Lancet **2**(7926): 150, 1975, Band JD, Maki DG: Steel needles used for intravenous therapy. Morbidity in patients with hematologic malignancy. Arch Intern Med **140**(1): 31, 1980, Gil RT, Kruse JA, Thill-Baharozian MC, et al: Triple-vs single-lumen central venous catheters. A prospective study in a critically ill population. Arch Intern Med **149**(5): 1139, 1989, Mermel LA, McCormick RD, Springman SR, et al: The pathogenesis and epidemiology of catheter-related infection with pulmonary artery Swan-Ganz catheters: a prospective study utilizing molecular subtyping. Am J Med **91**(3B): 197S, 1991, Maki DG, Stolz SS, Wheeler S, et al: A prospective, randomized trial of gauze and two polyurethane dressings for site care of pulmonary artery catheters: implications for catheter management. Crit Care Med **22**(11): 1729, 1994, Raad I, Umphrey J, Khan A, et al: The duration of placement as a predictor of peripheral and pulmonary arterial catheter infections. J Hosp Infect **23**(1): 17, 1993, Band JD, Maki DG: Infections caused by aterial catheters used for hemodynamic monitoring. Am J Med **67**(5): 735, 1979をもとに著者作成]

　末梢静脈カテーテルを挿入する際は，手指衛生を行い，非滅菌の手袋を着用する．中心ラインの挿入時には滅菌手袋を着用する．手袋には，ピンホールの開いた製品が少数含まれる．手袋を着用する前に手指衛生を実施しなければ，手指に存在する微生物で手袋表面が汚染される可能性がある．手袋表面の汚染を最小限にとどめるために，手袋の着用は，できる限り穿刺の直前に行う．

c．輸液ルートの交換頻度

　輸液ルートは，7日ごとに定期的に交換することが推奨されている．血液や血液製剤，脂肪乳剤の投与に用いた輸液ラインについて，CDCガイドラインは投与開始から24時間以内に交換することを推奨している．また，プロポフォールの投与に使用した輸液ラインは，製造元の指示に従い，6～12時間ごとに交換することとしている．epic3ガイドラインは，血液・血液製剤は12時間ごとまたは投与終了時のいずれか早いタイミングで，脂肪乳剤は24時間ごとに交換することを推奨している．

d．接続部の消毒

　輸液ルートの接続部(アクセスポート)に注射器や側管を接続する際は，接続部を70％アルコールで数秒以上，ごしごしこするように消毒することにより，微生物が侵入するリスクを下げることができる(図Ⅲ-2)．消毒する具体的な秒数について統一された見解はない．近年は接続部をアルコール等の消毒薬を含むキャップで覆う対策を導入する病院が米国を中心に増えており，血流感染の予防効果について評価が進められている．

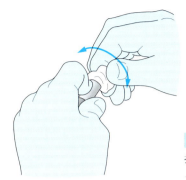

図Ⅲ-2　カテーテル接続部の消毒
接続部は数秒以上、ごしごしとこするように消毒する.

e. 清潔な薬剤調製

　つくり置きした輸液内に細菌が繁殖し、これを投与した複数の患者が敗血症を起こした事例が過去に発生している. また汚染されたバイアルや注射器を介したB型肝炎ウイルス、C型肝炎ウイルス感染の報告もある. CDCはこれらの事例を防ぐために以下の対策を推奨している[21].

- 薬剤調製においては、清潔操作を行う.
  - 薬剤調製前に手指衛生を行う.
  - 薬剤調製は血液・体液汚染や汚染された器具との接触が生じない清潔な専用エリアで行う.
  - バイアル膜は穿刺前にアルコールで消毒する.
  - クリーンベンチのない医療現場で輸液を調製する場合は、投与直前に調製する（☞ ✦column 薬剤調製における個人防護具, p.48）.
- 輸液バッグ、輸液ライン、コネクター、注射器や針は1人の患者に使用し、使用後は廃棄する.
- 1つの輸液バッグ/ボトルを複数患者に分けて使用しない.
- 可能な限り単回使用バイアルを用いる.
- 単回使用バイアル/アンプルから複数患者に薬剤を投与することや、残液を集めて保管することは避ける.
- 複数回使用バイアル(マルチドーズバイアル)の穿刺には滅菌された注射器と針を用いる. 同じ患者に薬剤を投与する場合でも、バイアルを穿刺するたびに新しい滅菌済みの注射器と針を使用する.
- マルチドーズバイアルは処置が行われる場所(手術室、検査室、病室など)にもち込まない. もち込んだ場合は、その患者専用とするか、廃棄する.
- マルチドーズバイアルを開封したら、開封日を記載し、製造元による指定がない場合は28日以内に使用する. 製造元が具体的な開封後の使用期限を設定している場合はそれに従う.
- マルチドーズバイアルを使用する場合でも、可能な限り1人の患者専用とする.

f. シャワー浴・入浴時の防水

カテーテルロックを行ってシャワー浴や入浴を行った患者に，*Pseudomonas aeruginosa*（緑膿菌），*Klebsiella* spp.（クレブシエラ属），*Acinetobacter* spp.（アシネトバクター属），*Serratia* spp.（セラチア属）などによる血流感染が起こることがある．これらは，湿潤環境を好む細菌であり，輸液ルートの接続部に貯留した水の中で繁殖して血流感染を起こすことが知られている[24〜26]．これを防ぐために，シャワー浴や入浴の際は，厳重な防水を行う必要がある．入浴用のアームカバーも販売されている．シャワー浴や入浴後は，接続部や被覆剤の中に水が入っていないことを確認し，疑わしい場合は消毒と交換を行う．

g. 対策のモニタリングとフィードバック

血流感染対策の実践状況についてオーディット（監査）*を行い，改善点や課題とともにその結果を医療現場にフィードバックする．オーディットの方法としては，例えば，ある病棟である1日に入院している中心ラインを使用中の患者のうち，中心ラインの必要性に関するアセスメントを実施している患者の割合を求めることがある．あるいは，末梢静脈カテーテルや中心ラインを使用している患者を数名選び，カテーテルの挿入や管理が適切に行われていることをチェックリストを用いながら観察することも行われる．頻繁に認められる課題は医療施設全体で共有し，研修などを通して改善をはかる．

*オーディット（監査）：医療施設が定める方針と手順（マニュアル）に沿って感染対策が実践されていることを医療従事者の行動，環境，記録などをみて確認する活動

2. 末梢静脈カテーテルに由来する血流感染予防

a. カテーテルの材質

血流感染およびその他の合併症がもっとも少ない材質は，テフロンまたはポリウレタンである．金属針がCRBSI発生リスクを高めるという報告はないが，血管

薬剤調製における個人防護具

病棟や外来の解放された空間で調製した輸液は，クリーンベンチで調製した輸液に比べて細菌混入率が高いという複数の研究報告がある．また，真菌混入による死亡例も報告されている[22]．これを防ぐために，米国を含む約140ヵ国が米国薬局方（The U.S. Pharmacopeial Convention：USP 総則第797条の無菌的薬剤調製（General Chapter <797> Pharmaceutical Compounding-Sterile Preparations）に準拠している[23]．総則第797条は，薬剤調製の際に布製ではないディスポーザブルガウン，マスク，シューカバー，キャップ，滅菌手袋を着用することを要求している．米国輸液看護学会もガイドライン（Infusion Therapy Standards of Practice）の中でGeneral Chapter <797> に沿って薬剤調製を行うことを推奨している[28]．国内の病院で必ずしも総則第797条に則った運用を実施する必要はないが，これを参考にしながらクリーンベンチに近い清浄度で薬剤調製を行うために，着用が必要と考えられるPPEを検討するとよいであろう．

外漏出を起こしやすいので注意が必要である．

b．挿入部位の選択

可能な限り下肢への挿入は避け，上肢に挿入する．上肢のほうが感染リスクは低いと考えられている．

c．皮膚消毒

皮膚消毒には70％アルコールまたは0.5％を超える濃度のクロルヘキシジングルコン酸塩を含有するアルコールを用いる．アルコール過敏症のある患者には，0.1〜0.2％のクロルヘキシジングルコン酸塩液または10％ポビドンヨードを使用する．個別包装された製品を使用するのがもっとも清潔である．複数患者分の消毒綿を容器に入れて使用する場合は，消毒薬や消毒綿の汚染を防ぐために，容器と消毒綿は定期的に（例えば1日1回）滅菌済みのものと交換する．単回使用のプラスチック容器も販売されている．消毒の際は，刺入部を中心に外側に向かうように，広範囲を消毒する．

d．カテーテルの固定

挿入部は滅菌フィルム材で覆う．輸液ルートを皮膚に固定するために，滅菌フィルム材に付属しているテープを用いる場合とロールテープを用いる場合がある．ロールテープはほこりなどが付着しないよう，引き出しや蓋つきの容器に保管することが勧められる．またテープを切るためのハサミは消毒された，清潔なものを使用する．

e．カテーテルの交換頻度

近年の研究によると，末梢静脈カテーテルを3〜4日ごとに定期的に交換した場合と，閉塞や疼痛，薬剤の血管外漏出など，臨床的な必要性が生じて不定期に交換した場合とで，静脈炎や血流感染の発生率に差はみられない[27]．不定期交換を導入する場合は，挿入部を頻繁に観察し，異常を早期にみつけて対応することが，よりいっそう重要となる．

f．カテーテルロック

カテーテルのロックには，0.9％生理食塩水またはヘパリン加生理食塩水（ヘパリン生食）を使用する．薬液の汚染を防ぐために，プレフィルドシリンジを使用するのが望ましい．近年は，末梢静脈カテーテルのロックには，生理食塩水の使用が推奨されているが，閉塞を防ぐために，カテーテル内に血液が逆流しないよう陽圧ロックをかける必要がある．

***原発性血流感染**：血流感染は原発性血流感染(primary bloodstream infection)と二次性血流感染(secondary bloodstream infection)に大別される．原発性血流感染は主に血管内留置カテーテルの使用により血流に直接病原体が侵入することで起こり，二次性血流感染は肺や尿路など血流以外の部位における感染が原因で起こる．

3．中心ライン関連血流感染対策

米国では**原発性血流感染***の約90％が中心ラインの使用に関連して起こるといわれており[24]，日本でも同様の状況があると考えられる[29]．

a．中心ラインバンドル

近年，**ケアバンドル**と呼ばれる医療関連感染対策が注目されている．ケアバンドルとは，強力な科学的根拠で支持される5つ程度の対策を1つのセットとして，

中心ライン挿入バンドル チェックリスト
実施されない場合は，介助者が注意喚起し，
適切に実施されるまで手順を中止する（緊急時を除く）

☐ 1. 頭髪で滅菌野が汚染されないよう患者はキャップをかぶる
☐ 2. 消毒薬を準備する（**図A**）
☐ 3. **図B**の範囲を消毒する
☐ 4. 術者，指導者は手指衛生を行い，以下を着用する
　　術者：キャップ，マスク，滅菌手袋，滅菌ガウン
　　指導者・介助者：キャップ，マスク，未滅菌手袋
　　※指導者は立ち位置・指導内容により，滅菌手袋と滅菌ガウン
☐ 5. 介助者は手指衛生を行い，滅菌野を準備する
☐ 6. 手技中は滅菌野の汚染をさける
☐ 7. 手技終了直後に手指消毒を行う
☐ 8. 中心ライン処置テンプレートにバンドルの実施を入力する

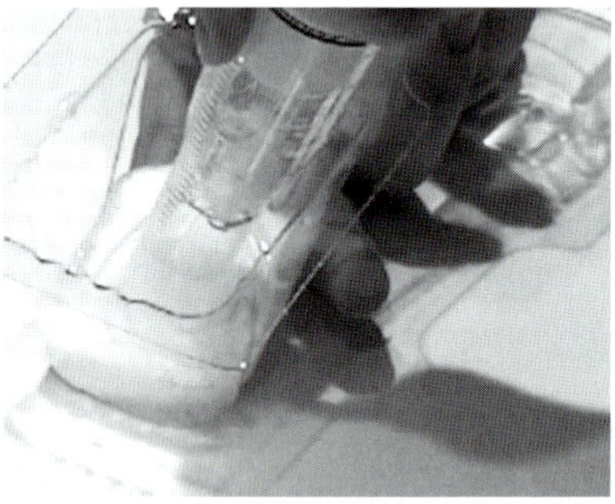

図A 消毒薬の準備 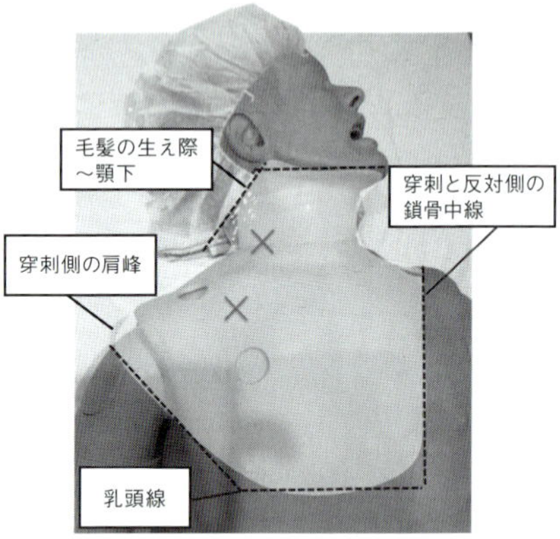　　図B 消毒範囲

図Ⅲ-3　中心ライン挿入バンドルチェックリスト例

チェックリスト（**図Ⅲ-3**）を用いながら処置のたびに確実に行う方法である．これまでは，効果的な対策を単独で実施することが一般的だったが，複数の対策を一度に行うことにより得られる相乗効果が，高い感染予防効果を発揮すると考えられている．血流感染予防のケアバンドルで広く活用されているのは米国医療改善研究所（Institute for Healthcare Improvement, IHI）が作成したものである[30]（**表Ⅲ-4**）．

b．高度無菌遮断予防策

マキシマル・バリア・プリコーションとも呼ばれる．中心ライン挿入時に術者が滅菌手袋，滅菌ガウン，マスク，キャップを着用し，患者の全身を滅菌ドレープで覆う対策である．一般的に中心ラインバンドルに含まれる．

c．クロルヘキシジンによる皮膚消毒

中心ラインの挿入部位は0.5%を超える濃度のクロルヘキシジングルコン酸塩を含有するアルコールで消毒することが推奨されている．皮膚消毒に10%ポビドンヨードを使用する場合は，消毒効果が発揮されるまでの時間（2分間または乾燥す

表Ⅲ-4　IHIの中心ラインバンドル

①手指衛生
②中心静脈カテーテル挿入時の高度無菌遮断予防策
③クロルヘキシジンによる皮膚消毒
④適切な挿入部位を選択し，肥満のある成人患者において可能な限り大腿静脈へのカテーテル挿入を回避
⑤カテーテルの必要性を毎日評価し，不要なラインは速やかに抜去

[Infusion Nurses Society: Infusion Nursing Standards of Practice. Journal of Infusion Nursing **34**(1s): 1s-110s, 2011]

るまで）穿刺を待つ必要がある．穿刺予定部位を中心に，できる限り広範囲の皮膚を消毒する．

d．挿入部位の選択

鼠径部（大腿静脈）への挿入は，肥満がある成人患者においてCRBSIリスクを高めることが知られている．SHEAのガイドラインでは，このような患者には大腿静脈への中心ラインの留置は可能な限り避けるのが望ましい．中心ラインの挿入部位は，感染リスクと非感染性のリスク（器械的合併症や医師の挿入技術など）のバランスを考慮しながら選択する．

e．中心ラインの刺し換え

中心ラインは感染予防を目的として定期的に交換する必要はない．前項で述べた通り，使用基準に照らし合わせた必要性の評価と早期抜去が重要である（**表Ⅲ-5**）．また，CRBSIが疑われる患者にガイドワイアを用いたカテーテルの交換は行わない．

f．被覆材の選択と交換

挿入部位の被覆には滅菌フィルム材を使用し，少なくとも7日ごとに，また汚れたり，剥がれかけたりしている場合は交換する．発汗や挿入部からの出血がみられる場合は，滅菌ガーゼを使用し，挿入部の観察を行うたび，また汚染された場合に交換する．トンネル型カテーテルの挿入部は，治癒した後に被覆材を使用しなくてもよい．成人患者に対しクロルヘキシジン含有パッチまたはゲルのついた被覆剤で挿入部位を覆うことを検討する．

g．カテーテルの選択

クロルヘキシジン/スルファジアジン銀やミノサイクリン/リファンピシンを含浸させたカテーテルは血流感染予防に有効であることが示されている．また，ルーメ

表Ⅲ-5　中心ラインの使用基準例

- 病状が不安定，輸液のレジメンが複雑
- 3ヵ月以上にわたる化学療法の予定
- 輸液の持続投与（中心静脈栄養など）
- 侵襲的な循環動態のモニタリング
- 長期にわたる間欠的な輸液療法
- 末梢静脈カテーテルの挿入が困難

ン数が少ないカテーテルのほうが血流感染のリスクは低い．

h. クロルヘキシジンを用いた清拭

生後2ヵ月を超えるICU入室患者に2％クロルヘキシジングルコン酸塩含有の清拭用クロスを用いた全身清拭を毎日行うことが血流感染予防に効果的であることが知られている[31,32]．

i. CLABSIサーベイランス

CLABSI発生リスクのある病棟を対象にサーベイランスを行うことが強く推奨されている．サーベイランスについては▶第Ⅷ章で解説する．

引用文献

1) The Agency for Healthcare Research and Quality: Eliminating CLABSI, A National Patient Safety Imperative: Final Report on the National On the CUSP: Stop BSI Project. October 2012.〈https://www.ahrq.gov/sites/default/files/publications/files/clabsicompanion.pdf〉（2018年5月16日参照）

2) CDC: Guidelines for the Prevention of Intravascular Catheter-Related Infections, 2011.〈https://www.cdc.gov/hicpac/bsi/bsi-guidelines-2011.html〉（2018年5月16日参照）

3) Infectious Diseases Society of America: Clinical practice guidelines for the diagnosis and management of intravascular catheter-related infection: 2009 Update by the Infectious Diseases Society of America. Clin Infect Dis **49**(1): 1-45, 2009

4) Maki DG, Kluger DM, Crnich CJ: The risk of bloodstream infection in adults with different intravascular devices: a systematic review of 200 published prospective studies. Mayo Clin Proc **81**: 1159-1171, 2006

5) Weiner LM, Webb AK, Limbago B, et al: Antimicrobial-Resistant Pathogens Associated With Healthcare-Associated Infections: Summary of Data Reported to the National Healthcare Safety Network at the Centers for Disease Control and Prevention, 2011-2014. Infect Control Hosp Epidemiol **37**(11): 1288-1301, 2016

6) ECDC: Point prevalence survey of healthcare-associated infections and antimicrobial use in European acute care hospitals 2011-2012.〈http://ecdc.europa.eu/en/publications/_layouts/forms/Publication_DispForm.aspx?List=4f55ad51-4aed-4d32-b960-af70113dbb90&ID=865〉（2018年5月16日参照）

7) Crnich CJ, Maki DG: The promise of novel technology for the prevention of intravascular device—related bloodstream infection. I. Pathogenesis and short-term devices. Clin Infect Dis **34**: 1232-1242, 2002

8) Bjornson HS, Colley R, Bower RH, et al: Association between microorganism growth at the catheter insertion site and colonization of the catheter in patients receiving total parenteral nutrition. Surgery **92**(4): 720, 1982

9) Raad II, Baba M, Bodey GP, et al: Diagnosis of catheter-related infections: the role of surveillance and targeted quantitative skin cultures. Clin Infect Dis **20**(3): 593, 1995

10) Guidet B, Nicola I, Barakett V, et al: Skin versus hub cultures to predict colonization and infection of central venous catheter in intensive care patients. Infection **22**(1): 43, 1994

11) Armstrong CW, Mayhall CG, Miller KB, et al: Clinical predictors of infection of central venous catheters used for total parenteral nutrition. Infect Control Hosp Epidemiol **11**(2): 71, 1990

12) Maki DG, Ringer M: Risk factors for infusion-related phlebitis with small peripheral venous catheters. A randomized controlled trial. Ann Intern Med **114**(10): 845, 1991

13) Lai KK: Safety of prolonging peripheral cannula and i.v. tubing use from 72 hours to 96 hours. Am J Infect Control **26**(1): 66, 1998

14) Collin J, Collin C, Constable FL, et al: Infusion thrombophlebitis and infection with various cannulas. Lancet **2**(7926): 150, 1975

15) Band JD, Maki DG: Steel needles used for intravenous therapy. Morbidity in patients with hematologic malignancy. Arch Intern Med **140**(1): 31, 1980

16) Gil RT, Kruse JA, Thill-Baharozian MC, et al: Triple-vs single-lumen central venous catheters. A pro-

spective study in a critically ill population. Arch Intern Med **149**(5): 1139, 1989

17) Mermel LA, McCormick RD, Springman SR, et al: The pathogenesis and epidemiology of catheter-related infection with pulmonary artery Swan-Ganz catheters: a prospective study utilizing molecular subtyping. Am J Med **91**(3B): 197S, 1991

18) Maki DG, Stolz SS, Wheeler S, et al: A prospective, randomized trial of gauze and two polyurethane dressings for site care of pulmonary artery catheters: implications for catheter management. Crit Care Med **22**(11): 1729, 1994

19) Raad I, Umphrey J, Khan A, et al: The duration of placement as a predictor of peripheral and pulmonary arterial catheter infections. J Hosp Infect **23**(1): 17, 1993

20) Band JD, Maki DG: Infections caused by aterial catheters used for hemodynamic monitoring. Am J Med **67**(5): 735, 1979

21) Partners of the Safe Injection Practices Coalition (SIPC). Injection safety checklist. 〈https://www.cdc.gov/injectionsafety/pdf/sipc_checklist.pdf〉（2018年5月16日参照）

22) Macias AE, Huertas M, de Leon SP, et al: Contamination of intravenous fluids: a continuing cause of hospital bacteremia. Am J Infect Control **38**(3): 217-221, 2010

23) General Chapter 〈797〉 Pharmaceutical Compounding-Sterile Preparations.〈http://www.usp.org/compounding/general-chapter-797〉（2018年11月7日参照）

24) Do AN, Ray BJ, Banerjee SN, et al: Bloodstream infection associated with needleless device use and the importance of infection-control practices in the home health care setting. J Infect Dis **179**(2): 442, 1999

25) Toscano CM, Bell M, Zukerman C, et al: Gram-negative bloodstream infections in hematopoietic stem cell transplant patients: the roles of needleless device use, bathing practices, and catheter care. Am J Infect Control **37**(4): 327-334, 2009

26) Jarvis WR, Murphy C, Hall KK, et al: Health care-associated bloodstream infections associated with negative- or positive-pressure or displacement mechanical valve needleless connectors. Clin Infect Dis **49**(12): 1821, 2009

27) Webster J, Osborne S, Rickard CM, et al: Replacing a peripheral venous catheter when clinically indicated versus routine replacement. The Cochrane Collaboration. Published 14 August 2015.〈http://www.cochrane.org/CD007798/PVD_replacing-peripheral-venous-catheter-when-clinically-indicated-versus-routine-replacement〉（2018年5月16日参照）

28) Infusion Nurses Society: Infusion therapy standards of practice. J Infus Nurs **39**(1S): S1-S159, 2016

29) World Health Organization: Report on the burden of health care-associated infection worldwide: a systematic review of the literature.〈http://apps.who.int/iris/bitstream/10665/.../1/9789241501507_eng.pdf〉（2018年5月16日参照）

30) Institute of Healthcare Improvement: Prevent central line-associated blood stream infection.〈http://www.ihi.org/resources/Pages/Tools/HowtoGuidePreventCentralLineAssociatedBloodstreamInfection.aspx〉（2018年5月16日参照）

31) The Society for Healthcare Epidemiology of America: Strategies to prevent central line-associated bloodstream infections in acute care hospitals: 2014 Update.〈http://www.jstor.org/stable/10.1086/676533〉

32) Climo MW, Yokoe DS, Warren DK, et al: Effect of daily chlorhexidine bathing on hospital-acquired infection. N Engl J Med **368**(6): 533-542, 2013

33) Loveday HP, Wilson JA, Pratt RJ, et al: epic3: national evidence-based guidelines for preventing healthcare associated infections in NHS hospitals in England. J Hosp Infect **86**(Suppl 1): S1-S70, 2014

2 膀胱留置カテーテル関連尿路感染

A. 膀胱留置カテーテル関連尿路感染とは

入院後に起こる尿路感染の約70〜80％が**カテーテル関連尿路感染(catheter-associated urinary tract infection：CAUTI)**である[1,2]（☞ keyword）。**膀胱留置カテーテル**を使用する患者における細菌尿の発生リスクは留置1日あたり3〜10％であり，留置30日目には100％の確率で細菌尿が起こる[3,4]。細菌尿を起こした患者の10〜25％に尿路感染の症状を認め，0.4〜4％が二次的血流感染を起こすと報告されている[5〜7]。

CAUTIの原因微生物として多いのは，*Escherichia coli*（大腸菌），*Pseudomonas aeruginosa*（緑膿菌），*Klebsiella* spp.（クレブシエラ属），*Enterococcus faecalis*およびその他の*Enterococcus* spp.（腸球菌属），*Proteus* spp.（プロテウス属），*Enterobacter* spp.（エンテロバクター属）である[8]。*Candida* spp.（カンジダ属）は，カテーテル留置中の患者の尿からしばしば検出されるが，患者の多くは無症状であり，保菌であることが多い[9]。

B. 微生物の侵入経路

膀胱留置カテーテルの留置に伴い，微生物はカテーテルの外側および内側から尿路に侵入する（図Ⅲ-4）[11]。また**バイオフィルム**＊を形成することにより，尿路感染のリスクが高まる。

＊**バイオフィルム**：細菌がカテーテルなどの固体の表面につくる構造体であり，細菌のコロニーを細菌が産生する多糖類で覆うような構造になっている。抗微生物薬や消毒薬，また貪食細胞による貪食に抵抗性がある[12]。

＊**尿路感染と矛盾しない症状・徴候**：発熱，悪寒，意識レベルの変化，傾眠，側腹部痛，CVA叩打痛，急性の血尿，骨盤部の違和感，カテーテル抜去後の排尿障害，頻尿，または恥骨上疼痛または圧痛などを含む。脊髄損傷の患者では，痙攣，全身倦怠感，自律神経過反射などがみられる。

> **カテーテル関連尿路感染の定義**[10]
>
> この定義は，サーベイランス用の定義ではなくて臨床診断用の定義である。
>
> **症候性細菌尿**
> 　過去48時間以内にカテーテル（膀胱留置カテーテル，膀胱瘻カテーテル，間欠的導尿用カテーテル）を使用していた患者に尿路感染と矛盾しない症状・徴候＊を認め，採取したカテーテル尿または中間尿の培養検査で1菌種以上が陽性（10^3コロニー/mL以上）であり，カテーテル以外の感染源が考えられない。
>
> **無症候性細菌尿**
> 　カテーテル（膀胱留置カテーテル，膀胱瘻カテーテル，間欠的導尿用カテーテル）を使用している患者から採取したカテーテル尿の培養検査で1菌種以上が陽性（10^5コロニー/mL以上）であり，尿路感染と矛盾しない症状・徴候を認めない。

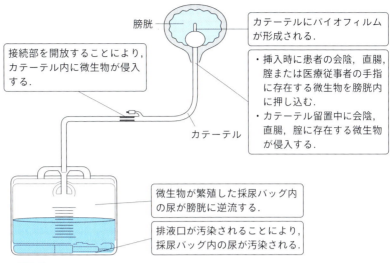

図Ⅲ-4 CAUTIの感染経路

①カテーテル外側を通る経路
・挿入時に患者の会陰，直腸，腟または医療従事者の手指に存在する微生物を膀胱内に押し込む．
・カテーテル留置中に会陰，直腸，腟に存在する微生物が侵入する．

②カテーテル内側を通る経路
・接続部を開放することにより，カテーテル内に微生物が侵入する．
・微生物が繁殖した採尿バッグ内の尿が膀胱に逆流する．
・廃液口が汚染されることにより，採尿バッグ内の尿が汚染される．

③その他
・カテーテル内外にバイオフィルムの形成

C. 膀胱留置カテーテル関連尿路感染対策

　CAUTI対策については，2018年12月現在，以下の専門機関がガイドラインを発行している（表Ⅲ-6）．ここでは，これらのガイドラインで推奨されている主要な対策とそれらを医療現場で導入するにあたってのポイントをまとめた．ガイドラインは不定期に改訂されることがあるため，常に最新版を参照いただきたい．また，ここで解説するCAUTI対策には，エビデンスレベルに応じた推奨度がそれぞれのガイドラインで設定されている．CAUTI対策を検討する際は，ガイドラインが設定した推奨度や最新の知見を確認することをおすすめする．表Ⅲ-6のガイドラインに記載のないCAUTI対策や関連情報を紹介する場合は，文末に参考文献番号を付記した．導入を検討する場合は，本書に記載した参考文献に加え，対策に関する最新の知見を確認していただきたい．

表Ⅲ-6 CAUTI対策ガイドライン

発行元	ガイドライン名称	発行年
CDC[13]	Guideline for Prevention of Catheter-Associated Urinary Tract Infections, 2009	2009
IDSA[10]	Diagnosis, Prevention, and Treatment of Catheter-Associated Urinary Tract Infection in Adults: 2009 International Clinical Practice Guidelines from the Infectious Diseases Society of America	2009
SHEA[17]	Strategies to Prevent Catheter-Associated Urinary Tract Infections in Acute Care Hospitals: 2014 Update	2014
NHS Epic 3 Project[18]	epic3: National Evidence-Based Guidelines for Preventing Healthcare-Associated Infections in NHS Hospitals in England	2014

CDC: Centers for Disease Control and Prevention，米国疾病対策センター
IDSA: Infectious Disease Society of America，米国感染症学会
SHEA: Society for Healthcare Epidemiology of America，米国医療疫学学会
NHS: National Health Service，英国国民保健サービス

1. 膀胱留置カテーテルの適応基準

CAUTIをもっとも確実に予防する方法は，不要な膀胱留置カテーテル（以下，カテーテル）の使用を避けることである．そのために各医療施設でカテーテルの使用基準を定め，基準に合致する患者に限り使用する運用を徹底することが求められる（**表Ⅲ-7**）．尿失禁のケアの代用や自排尿のある患者の検体採取などにカテーテルを用いるのは不適切である．

表Ⅲ-7 膀胱留置カテーテルの使用基準例

①急性の尿閉または下部尿路閉塞
②泌尿器系や生殖器系の手術や長時間に及ぶ手術など，特定の周術期における使用
③尿失禁により仙骨部や会陰部の開放創に汚染が生じる場合
④尿失禁があり，スキンケアを行うことが困難な場合（体位交換が医学的禁忌，仰臥位による安静臥床が必要，重度の肥満など）
⑤1時間単位または1日単位での正確な尿量測定が必要な重症患者
⑥検査のために24時間蓄尿が必要であり，カテーテル留置以外の方法で蓄尿が困難な場合
⑦体動によって起こる急性の強い痛みを軽減する場合
⑧終末期においてカテーテルの使用により苦痛を緩和することを患者や家族が望む場合
⑨凝血塊を含む肉眼的血尿の管理
⑩間欠的導尿やコンドーム型カテーテルを使用するための技術をもつ医療従事者がいない，あるいはこれらの使用により残尿がみられる場合

[Centers for Disease Control and Prevention: Guidelines for prevention of catheter-associated urinary tract infections 2009. 〈http://www.cdc.gov/hicpac/pdf/CAUTI/CAUTI guideline2009final.pdf〉(2018年5月17日参照), Meddings J, Rogers MA, Macy M, et al: Systematic review and meta-analysis: reminder systems to reduce catheter-associated urinary tract infections and urinary catheter use in hospitalized patients. Clin Infect Dis **51**(5): 550-560, 2010をもとに著者作成]

2. 膀胱留置カテーテルの早期抜去

カテーテルは一度挿入すると漫然と留置されやすいものである．**早期抜去**のために，スタッフに対し，カテーテルが留置されていることを思い出させる**リマインダー**や，使用基準に合致しない場合に発行される**抜去指示**(stop order)を活用した場合，CAUTI発生率が50％以上減少することが知られている[14]．

リマインダーの活用例として，膀胱留置カテーテルを使用している患者のカルテに付箋やメモを付ける方法や，電子カルテ画面上に抜去を検討すべき患者情報を表示させる方法などがある．

膀胱留置カテーテルを使用しているすべての入院患者について，医師と看護師がカンファレンスなどでカテーテルの必要性を1日1回以上評価し，抜去の可能性を検討することも有益である[15, 16]．どのような方法を用いるにしても，カテーテルの存在を忘れず，必要性を頻繁に見直し，不要と判断した場合は速やかに抜去することがCAUTI予防につながる．時に患者や家族が利便性だけを理由にカテーテルの使用を希望することがあるため，カテーテルの長期留置には尿路感染のリスクが伴うことを患者や家族にわかりやすく説明する機会を設けることも必要である．

カテーテル使用の適切性や留置期間について評価するために，テンプレートなどの一定のフォーマットを用いて，挿入日時，合致する使用基準，挿入者，使用継続の理由，挿入中に実施したケア，抜去の理由や日時などの情報を記録することがすすめられる．

3. 膀胱留置カテーテルの代替法の活用

日常生活動作(ADL)が制限されている患者で自排尿がある場合は，差し込み式便器や尿瓶，オムツ，コンドーム型採尿器の使用を検討する．自排尿がなく，膀胱留置カテーテルの使用基準にも該当しない患者には，**ポータブル残尿測定器**を併用しながら間欠的導尿を行うことを考慮する．これらの代替法を使用する方法や使用すべき状況について研修を行うとともに，判断を助けるフローチャートを準備するとよい(図Ⅲ-5)．医療施設に排泄ケアチームが設置されている場合は，患者に最適の排尿手段を選択するために必要時相談できるような協力体制を構築する．

4. 挿入時の対策

膀胱留置カテーテルの挿入は研修を受けた医療従事者が行う．カテーテルの挿入時には，手指衛生を行ってから滅菌手袋を装着し，カテーテルの先端が汚染されないように挿入する．関節可動域が制限されている患者などには，必要に応じて2名以上で挿入手技を行うとよい．

また事前に必要な物品が使いやすい状態にそろっていることを確認する．標準化されたキット製品を使用するとよい．尿道損傷を避けるため，カテーテルは可能な限り径の細いカテーテルを選択する．またあらかじめカテーテルと廃液チューブ

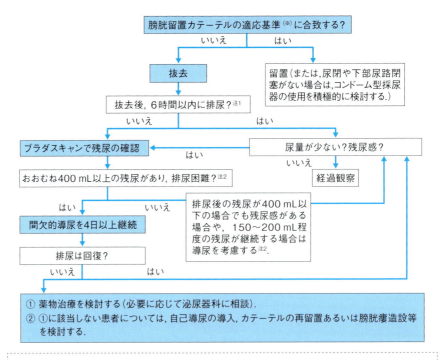

注1：排尿には尿失禁も含む．
注2：残尿の正常値は100 mL以下であり，許容範囲は水腎症や感染症等がない場合に150〜200 mLである．

図Ⅲ-5　入院患者におけるカテーテル早期抜去のためのフローチャート例

が接続されている閉鎖式セットを使用することが推奨されている．カテーテルが引っ張られて尿道口を損傷しないよう皮膚に固定する．

挿入部位は滅菌された綿球かやわらかいスポンジを用いて，滅菌生理食塩水または消毒薬を用いて洗浄する．潤滑剤は個包装のものを用いる．

5．挿入中の管理

カテーテルと廃液チューブの接続部は開放しないことが強く推奨されている．尿検体は検体採取ポートから採取する．カテーテルは定期的に入れ替える必要はなく，臨床的に必要性を認めた場合，あるいは製造元の推奨に従って交換する．

採尿バッグは，尿が逆流しないよう，膀胱よりも低くかつ床につかない位置に常に設置する．また，採尿バッグ内の尿は，バッグの3分の2の高さに至る前，また患者が車椅子，ストレッチャー，検査台等に移乗する前に廃棄する．尿を廃棄するために清潔な容器を使用し，他の患者に使用する前に洗浄と消毒を行うか単回使用とする．廃液チューブは尿がバッグ内に流入しやすいよう屈曲したりたわんだりしない位置に設置する．

検体採取や尿の廃棄などのためにカテーテルを操作する前に手指衛生を行い，未滅菌の手袋を装着する．また操作後は速やかに手袋を取り外して手指衛生を行う．

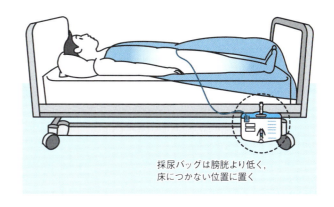

採尿バッグは膀胱より低く，床につかない位置に置く

カテーテル挿入部は全身清拭などの際に，丁寧に洗浄する．消毒薬の使用は推奨されていない．

6. 対策のモニタリングとフィードバック

CAUTI対策の実践状況についてオーディット(監査)を行い，課題とともにその結果を医療現場にフィードバックする．オーディットの方法としては，例えば，ある病棟である1日に入院しているカテーテル留置患者のうち，カテーテル使用基準に合致している患者の割合や，カテーテルの必要性に関するアセスメントを実施している患者の割合を求めることがある．あるいは，カテーテル留置患者を数名選び，採尿バッグや廃液チューブの位置などの管理状況について，チェックリストを用いて確認し，適切に管理できている患者の割合を評価することも行われる．頻繁に認められる課題は医療施設全体で共有し，研修などを通して改善をはかる．「**2. 膀胱留置カテーテルの早期抜去**」の項で解説したように，病棟別にカテーテル使用比やカテーテル留置日数の平均値や中央値*を求め，使用頻度や日数の多い病棟や特定の患者を明らかにしたうえで，早期抜去に向けた取り組みを強化することも重要である．

***中央値(median)**：データを構成する数値を最小値から最大値まで大きさの順に並べた時に中央に位置する値

7. CAUTIサーベイランス

CAUTI発生リスクのある病棟を対象にサーベイランスを行うことが強く推奨されている．サーベイランスについては▶第Ⅷ章で解説する．

引用文献

1) Saint S, Chenoweth CE: Biofilms and catheter-associated urinary tract infections. Infect Dis Clin North Am **17**: 411–432, 2003
2) Rutala WA: Incidence of catheter-associated and non-cath-eter-associated urinary tract infections in a healthcare system. Infect Control Hosp Epidemiol **32**: 822–823, 2011
3) Warren JW, Platt R, Thomas RJ, et al: Antibiotic irrigation and catheter-associated urinary-tract infections. N Engl J Med **299**(11): 570, 1978
4) Haley RW, Hooton TM, Culver DH, et al: Nosocomial infections in U.S. hospitals, 1975-1976: estimated frequency by selected characteristics of patients. Am J Med **70**(4): 947, 1981
5) Tambyah PA, Maki DG: Catheter-associated urinary tract infection is rarely symptomatic: a prospective study of 1,497 catheterized patients. Arch Intern Med **160**(5): 678, 2000
6) Saint S: Clinical and economic consequences of nosocomial catheter-related bacteriuria. Am J Infect Control **28**(1): 68, 2000
7) Leuck AM, Wright D, Ellingson L, et al: Complications of Foley catheters—is infection the greatest risk? J Urol **187**(5): 1662-1666, 2012
8) Weiner LM, Webb AK, Limbago B, et al: Antimicrobial-Resistant Pathogens Associated With Healthcare-Associated Infections: Summary of Data Reported to the National Healthcare Safety Network at the Centers for Disease Control and Prevention, 2011-2014. Infect Control Hosp Epidemiol **37**(11): 1288-1301, 2016
9) Kauffman CA, Vazquez JA, Sobel JD, et al: Prospective multicenter surveillance study of funguria in hospitalized patients. The National Institute for Allergy and Infectious Diseases (NIAID) Mycoses Study Group. Clin Infect Dis **30**(1): 14, 2000
10) Hooton TM, Bradley SF, Cardenas DD, et al: Diagnosis, prevention, and treatment of catheter-associated urinary tract infection in adults: 2009 International Clinical Practice Guidelines from the Infectious Diseases Society of America. Clin Infect Dis **50**(5): 625, 2010
11) Maki DG, Tambyah PA: Engineering out the risk of infection with urinary catheters. Emerg Infect Dis **7**(2): 342–347, 2001
12) Donlan RM: Biofilms and device-associated infections. Emerg Infect Dis **7**(2): 277, 2001
13) Centers for Disease Control and Prevention: Guidelines for prevention of catheter-associated urinary tract infections 2009. 〈http://www.cdc.gov/hicpac/pdf/CAUTI/CAUTI guideline2009final.pdf〉(2018年5月17日参照)
14) Meddings J, Rogers MA, Macy M, et al: Systematic review and meta-analysis: reminder systems to reduce catheter-associated urinary tract infections and urinary catheter use in hospitalized patients. Clin Infect Dis **51**(5): 550-560, 2010
15) Shimoni Z, Rodrig J, Kamma N, et al: Will more restrictive indications decrease rates of urinary catheterization? an historical comparative study. BMJ Open **2**: e000473, 2012
16) Fakih MG, Watson SR, Greene MT, et al: Reducing inappropriate urinary catheter use: a statewide effort. Arch Intern Med **172**: 255–260, 2012
17) EvelynLo, et al: Strategies to Prevent Catheter-Associated Urinary Tract Infections in Acute Care Hospitals: 2014 Update. Infect Control Hosp Epidemiol **35**(5): 464-479, 2014
18) Loveday HP, Wilson JA, Pratt RJ, et al: epic3: national evidence-based guidelines for preventing healthcare-associated infections in NHS hospitals in England. J Hosp Infect **86**(Suppl 1): S1- S70, 2014

3 人工呼吸器関連肺炎

A. 人工呼吸器関連肺炎とは

人工呼吸器関連肺炎(ventilator-associated pneumonia：VAP)とは，気管挿管から48時間以上経過した後に起こる肺炎である[1]．肺炎は医療関連感染の中でもっとも多く，約20〜25％を占めるが，その約30〜40％が人工呼吸器の使用に関連して発生すると報告されている[2,3]．VAPを起こすと入院期間と医療費が増加することが知られており[1]，VAPによる死亡率は約10〜30％と見積もられている[4,5]．

VAPの原因微生物として多いのは，*S. aureus*(黄色ブドウ球菌)，*P. aeruginosa*(緑膿菌)，*Klebsiella* spp.(クレブシエラ属)，*Enterobacter* spp.(エンテロバクター属)，*Acinetobacter baumannii*(アシネトバクター・バウマニ)，*E. coli*(大腸菌)などである[3,6]．

B. 微生物の侵入経路

VAPは，①患者の口腔，鼻咽頭，胃に定着した細菌の誤嚥と，②ネブライザーなどから発生した汚染エアロゾルの吸入という2つの主要なルートにより発生する(図Ⅲ-6)[7]．

C. 人工呼吸器関連肺炎対策

VAP対策については，2018年12月現在，以下の専門機関がガイドラインを発行している(表Ⅲ-8)．ここでは，これらのガイドラインで推奨されている主要な対

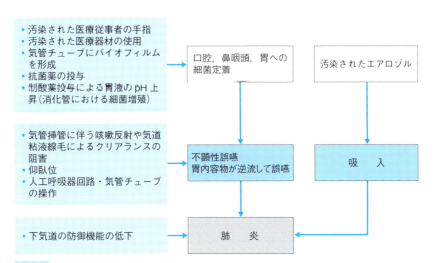

図Ⅲ-6 VAP発症のメカニズム

[Kollef MH, Silver P: Ventilator-associated pneumonia: an update for clinicians. Respir Care **40**(11): 1130-1140, 1995より引用]

表Ⅲ-8　VAP対策ガイドライン

発行元	ガイドライン名称	発行年
CDC[8]	Guidelines for Preventing Health-Care-Associated Pneumonia, 2003	2003
SHEA[9]	Strategies to Prevent Ventilator-Associated Pneumonia in Acute Care Hospitals: 2014 Update	2014

CDC: Centers for Disease Control and Prevention，米国疾病対策センター
SHEA: Society for Healthcare Epidemiology of America，米国医療疫学学会

策とそれらを医療現場で導入するにあたってのポイントをまとめた．ガイドラインは不定期に改訂されるため，常に最新版を参照いただきたい．とくにVAP対策の中には，消化管や口腔内の選択的除菌のように短期的なVAP予防効果が判明していながら，長期的な影響（薬剤耐性菌の出現など）がわからないために積極的に推奨されていない対策がある．また，ここで紹介するVAP対策にはエビデンスレベルに応じて推奨度がそれぞれのガイドラインで設定されている．したがって，VAP対策を検討する際は，ガイドラインが設定した推奨度や対策に関する最新の知見を確認することをおすすめする．

1. VAP予防バンドル

中心ライン関連血流感染と同様に，VAPについてもケアバンドルを使用することが推奨されている．VAP予防のためのケアバンドルは複数あるが，国内では日本集中治療医学会が作成したものが広く活用されている（**表Ⅲ-9**）．ケアバンドルを導入するには呼吸療法を担当する部門やチームとの協働が不可欠である．また，ケアバンドルを導入後は実施率を評価し，改善する必要がある．実施率は人工呼吸器装着日数を分母とし，そのうちケアバンドルを実施した人工呼吸器装着日数を分子として計算するとよい．医学的理由で頭部挙上など一部の対策を実施できない患者を除外した実施率を評価することもある．

表Ⅲ-9　代表的なVAP予防バンドル

IHI（米国医療改善研究所）[10]	日本集中治療医学会[11]
1. ベッド頭部を30〜45°挙上する． 2. 深部静脈血栓症（DVT）を予防する． 3. 胃十二指腸潰瘍を予防する． 4. 毎日「鎮静薬休止時間」を設定し，抜管できるか評価する． 5. クロルヘキシジンによる口腔ケアを毎日行う．	1. 手指衛生を確実に実施する． 2. 人工呼吸器回路を頻回に交換しない[注1]． 3. 適切な鎮静・鎮痛をはかる．とくに過鎮静を避ける． 4. 人工呼吸器からの離脱ができるかどうか，毎日評価する． 5. 人工呼吸中の患者を仰臥位で管理しない[注2]．

注1：人工呼吸器回路は，汚染された場合や不具合が生じた場合に交換し，定期交換は行わない．単回使用の回路を使用するのがもっとも清潔であるが，再処理（リユース）製品を使用する場合は高水準消毒を行う．
注2：医学的禁忌でない限り，頭部を30〜45°挙上する．ベッドの角度は定期的に確認することがすすめられる．仰臥位で経管栄養を投与するとVAPのリスクが上がることが知られている．

2. その他のVAP対策

a. 非侵襲的陽圧換気療法（non-invasive positive pressure ventilation：NPPV）
適応のある患者にはNPPVを選択することがVAPのリスクを低減する．

b. 早期離床と理学療法介入
早期離床と理学療法による介入は，身体機能を改善し，抜管の時期を早め，入院期間を短縮するとともに医療費を削減するなど，多くの利益があることから推奨されている．

c. 声門下分泌物持続吸引
気管挿管の期間が48〜72時間を超える患者には，声門下分泌物持続吸引（continuous aspiration of subglottic secretions：CASS）を行うことが推奨されている．CASSによりVAP発生率が55％減少し，人工呼吸器装着日数が約1日，ICU滞在日数が1.5日短縮すると報告されている[12]．

d. VAP/VAEサーベイランス
VAP発生リスクのある病棟を対象にサーベイランスを行うことが強く推奨されている．サーベイランスについては▶第Ⅷ章で解説する．

引用文献

1) Kalil AC, Metersky ML, Klompas M, et al: Management of Adults With Hospital-acquired and Ventilator-associated Pneumonia: 2016 Clinical Practice Guidelines by the Infectious Diseases Society of America and the American Thoracic Society. Clin Infect Dis **63**(5): e61, 2016

2) Magill SS, O'Leary E, Janelle SJ, et al: Changes in Prevalence of Health Care-Associated Infections in U. S. Hospitals. N Engl J Med **379**(18): 1732-1744, 2018

3) Suetens C, Latour K, Kärki T, et al: Prevalence of healthcare-associated infections, estimated incidence and composite antimicrobial resistance index in acute care hospitals and long-term care facilities: results from two European point prevalence surveys, 2016 to 2017. Euro Surveill **23**(46): 1800516, 2018

4) Melsen WG, Rovers MM, Groenwold RH, et al: Attributable mortality of ventilator-associated pneumonia: a meta-analysis of individual patient data from randomised prevention studies. Lancet Infect Dis **13**(8): 665-671, 2013

5) Kollef MH, Shorr A, Tabak YP, et al: Epidemiology and outcomes of health-care-associated pneumonia: results from a large US database of culture-positive pneumonia. Chest **128**(6): 3854, 2005

6) Weiner LM, Webb AK, Limbago B, et al: Antimicrobial-Resistant Pathogens Associated With Healthcare-Associated Infections: Summary of Data Reported to the National Healthcare Safety Network at the Centers for Disease Control and Prevention, 2011-2014. Infect Control Hosp Epidemiol **37**(11): 1288-1301, 2016

7) Kollef MH, Silver P: Ventilator-associated pneumonia: an update for clinicians. Respir Care **40**(11): 1130-1140, 1995

8) Tablan OC1, Anderson LJ, Besser R, et al: Guidelines for preventing health-care-associated pneumonia, 2003: recommendations of CDC and the Healthcare Infection Control Practices Advisory Committee. MMWR Recomm Rep **53**(RR-3): 1-36, 2004

9) Klompas M, Branson R, Eichenwald EC, et al: Strategies to Prevent Ventilator-Associated Pneumonia in Acute Care Hospitals: 2014 Update. Infect Control Hosp Epidemiol **35**(Suppl 2): S133- S154, 2014

10) Institute for Healthcare Improvement: How-to Guide: Prevent Ventilator-Associated Pneumonia. Institute for Healthcare Improvement, 2012

11) 日本集中治療医学会ICU機能評価委員会：人工呼吸関連肺炎予防バンドル 2010改訂版, 2010

12) Muscedere J, et al: Subglottic secretion drainage for the prevention of ventilator-associated pneumonia: a systematic review and meta-analysis. Crit Care Med **39**(8): 1985–1991, 2011

4 手術部位感染

A. 手術部位感染とは

手術部位感染(surgical site infection：SSI)とは，術後に切開創，臓器または体腔に起こる感染症である[1]．SSIは発生した部位により，表層切開創(superficial incisional)SSI，深部切開創(deep incisional)SSI，臓器/体腔(organ/space)SSIに分類される(図Ⅲ-7)[1]．

SSIを起こす患者は起こさない手術患者に比べて死亡するリスクが2〜11倍増加することが知られている[2,3]．一方で，科学的根拠に基づく対策を実行することによりSSIの60%は予防可能だと見積もられている[4,5]．

SSIを引き起こす主な微生物は手術手技によって異なるが，*Staphylococcus aureus*(黄色ブドウ球菌)，*Escherichia coli*(大腸菌)，coagulase-negative staphylococcus(コアグラーゼ陰性ブドウ球菌)，*Enterococcus faecalis*，*Pseudomonas aeruginosa*(緑膿菌)，*Klebsiella* spp.(クレブシエラ属)，*Bacteroides* spp.(バクテロイデス属)などが多い[6]．

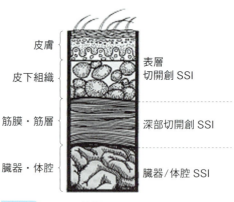

図Ⅲ-7　SSIの分類

B. 手術部位感染のリスク因子

SSIが起こる可能性は，患者の重症度，執刀医の技術，SSI対策の内容などさまざまな要因の影響を受ける[7〜10]．また消化管手術では比較的高く，眼科手術では低いなど手術手技によっても異なる(表Ⅲ-10)[11]．

C. 手術部位感染対策

SSIのリスク因子は術前から術中にかけて存在するものが多い(表Ⅲ-11)．基礎疾患や年齢など変えることが難しいリスク因子もあるが，予防的抗菌薬投与のタイミングや皮膚消毒薬の種類などは比較的容易に変更することができる．このよう

表Ⅲ-10 SSIのリスク因子

術前の患者の状態に関するもの	・創分類（wound class）が不潔，汚染/感染創 ・基礎疾患（とくに糖尿病） ・肥満，BMI高値 ・喫煙歴 ・免疫不全 ・栄養不良 ・黄色ブドウ球菌の保菌 ・皮膚感染症の既往 ・遠隔部位における感染症 ・最近の手術歴 ・高齢，フレイル（frailty）*
術前準備に関するもの	・術前入院期間が2日以上 ・不適切な皮膚消毒や術前手洗い ・剃毛
手術手技に関するもの	・執刀医の手技や経験 ・長時間の手術 ・複雑な手術手技 ・人工物の使用 ・組織破壊の程度 ・電気焼灼装置の過度の使用
周術期管理に関するもの	・抗菌薬の予防投与の不適切なタイミング ・低体温 ・高血糖 ・輸血 ・基本的な感染対策の非実施（☞第Ⅱ章）
その他	・手術器具の洗浄や滅菌不良 ・手術室の環境（不適切な空調管理など） ・手術中の頻繁な人の出入り ・季節（暑い季節）

*フレイル（frailty）：加齢とともに運動機能や認知機能などが低下し，慢性疾患の影響も加わって生活機能が低下したり，要介護状態や死亡などの転帰をたどるリスクが高くなっている状態．適切な介入により健常な状態に戻ることが可能と考えられている[12]．

[Korol E, Johnston K, Waser N, et al: A systematic review of risk factors associated with surgical site infections among surgical patients. PLoS One **8**(12): e83743, 2013, Zhang Y, Zheng QJ, Wang S, et al: Diabetes mellitus is associated with increased risk of surgical site infections: A meta-analysis of prospective cohort studies. Am J Infect Control **43**(8): 810-815, 2015, Marchi M, Pan A, Gagliotti C, et al: The Italian national surgical site infection surveillance programme and its positive impact, 2009 to 2011. EuroSurveill **19**(21): pii: 20815, 2014, Anthony CA, Peterson RA, Polgreen LA, et al: The Seasonal Variability in Surgical Site Infections and the Association With Warmer Weather: A Population-Based Investigation．Infect Control Hosp Epidemiol **38**(7): 809, 2017をもとに著者作成]

なリスク因子に働きかけることがSSI予防につながる．ガーゼ交換時の手指衛生など，術後に病棟で行う感染対策の改善も重要だが，インパクトは比較的小さい．

2018年12月現在，以下の専門機関が総合的なSSI対策ガイドラインを発行している．ここでは，これらのガイドラインで実施が推奨されている主要な対策とそれらを医療現場で導入するにあたってのポイントをまとめた．ガイドラインは不定期に改訂されるため，常に最新版を参照いただきたい．また，ここで紹介するSSI対策にはエビデンスレベルに応じて推奨度が設定されている．推奨度はガイドラインによって若干異なる．したがって，SSI対策を検討する際は，ガイドラインが設定した推奨度や対策に関する最新の知見を確認することをおすすめする．

表Ⅲ-11 SSI防止ガイドライン

発行元	ガイドライン名称	発行年
RCSI[13]	Preventing Surgical Site Infections. Key Recommendations for Practice	2012
NICE[14]	Surgical site infections: prevention and treatment	2013
SHEA[15]	Strategies to Prevent Surgical Site Infections in Acute Care Hospitals: 2014 Update	2014
ACS/SIS合同[16]	American College of Surgeons and Surgical Infection Society: Surgical Site Infection Guidelines, 2016 Update	2016
CDC[17]	Centers for Disease Control and Prevention Guideline for the Prevention of Surgical Site Infection, 2017	2017
WHO[18]	Global guidelines on the prevention of surgical site infection	2017

RCSI: Royal College of Physicians of Ireland，アイルランド王立外科医学院
NICE: National Institute for Health and Care Excellence，英国国立医療技術評価機構
SHEA: Society for Healthcare Epidemiology of America，米国医療疫学学会
ACS: American College of Surgeons，米国外科学会
SIS: Surgical Infection Society，米国外科感染症学会
CDC: Centers for Disease Control and Prevention，米国疾病対策センター
WHO: World Health Organization，世界保健機関

1. 導入が強く推奨されているSSI対策

a. 黄色ブドウ球菌のスクリーニングと除菌

胸部心臓血管外科手術および整形外科手術を受ける患者に対し，S. aureus（黄色ブドウ球菌）のスクリーニングを行い，保菌者には2％ムピロシン軟膏を使用した除菌を行う．世界保健機関（WHO）は，上記以外の手術手技もこの対策の対象とすることを検討するようすすめている．

b. 予防的抗菌薬投与のタイミング

WHOは，皮膚切開前120分以内に予防的抗菌薬を投与するよう推奨している．また，120分間のどこで投与を開始するかは抗菌薬の半減期に基づいて決めることとしている．

米国疾病対策センター（CDC）は，皮膚切開時に血清および組織中の殺菌性濃度が確立するタイミングで投与することを推奨している．さらに，すべての帝王切開手術において皮膚切開前に非経口的に予防的抗菌薬の投与を行うことを強くすすめている．

いずれも，ドレーンの有無にかかわらず，清潔創また準清潔創の閉創後に抗菌薬の投与は中止すべきとしている．

c. 皮膚の清浄化

術前夜または当日に，石けんを用いて全身を洗う．抗菌薬入り石けんや消毒薬を用いる必要はなく，普通の石けんでよい．

d. 体毛の除去

体毛は原則的に除去せず，どうしても除去が必要であればクリッパーを使用する．剃毛は皮膚に微細な創傷をつくり，SSIのリスクとなるため，タイミングにか

かわらず行わない．

e．皮膚消毒薬の種類

皮膚消毒には，アルコールベースの消毒薬を使用する．WHOはクロルヘキシジングルコン酸塩を，CDCはクロルヘキシジングルコン酸塩またはポビドンヨードを含有するアルコール製剤を推奨している．アルコールに対する過敏症がある場合は，10％ポビドンヨードを使用する．

f．術前手指衛生

術前の手指衛生は，抗菌薬入り石けんと流水によるスクラブ法またはアルコール性手指消毒薬を用いたラビング法を実施する（☞ 第Ⅱ章 ２ 手指衛生，p.17）．

g．周術期の血糖管理

糖尿病の有無にかかわらず，周術期の血糖値をコントロールする．WHOは具体的な数値について合意は得られていないとしており，CDCは200 mg/dL未満に抑えることを推奨している．

h．低体温予防

手術室内また手術中に保温器具を用いて低体温を予防する．

i．術中および術後の高濃度酸素投与

気管挿管により全身麻酔を受ける肺機能が正常な成人患者に対して，吸入酸素濃度（FiO_2）80％を術中および可能であれば術後2〜6時間投与することが推奨されている．

2．推奨度がやや弱いが検討することがすすめられている対策

- 大腸の予定手術を受ける成人患者に対し，術前に予防的抗菌薬の経口投与と機械的腸管処置（mechanical bowel preparation：MBP）を組み合わせて実施する．
- 侵襲性の高い手術を受ける低栄養の患者には，免疫調整栄養素が強化された栄養剤を経口または経腸的に投与する．
- 手術中は，目標志向型輸液療法*（goal-directed fluid therapy：GDFT）を行う．
- ドレープやガウンは，滅菌されたディスポーザブル不織布または布製品のいずれでも使用が可能である．
- 開腹術では準清潔，汚染，感染創に対して創傷保護具（wound protector）を使用する．
- 清潔および準清潔創に対して閉創前にポビドンヨード溶液による創傷洗浄を行う（濃度に関する推奨はない）．
- SSIリスクが高い患者の閉鎖された創に対し，予防的陰圧閉鎖療法（negative pressure wound therapy：NPWT）を行う．
- 抗菌縫合糸*を使用する．
- ドレーンは臨床的に適切と判断されるタイミングで抜去する．SSI予防に最適なタイミングについて推奨はない．

＊**目標志向型輸液療法**：過剰な輸液は腸管の浮腫による縫合不全や呼吸不全などの術後合併症のリスクとなることから，心拍出量や1回拍出量などの循環動態指標を使用しながら，あらかじめ設定した目標値に達するよう，術中の輸液量を管理する手法

＊**抗菌縫合糸**：トリクロサンが練り込まれた縫合糸．トリクロサンについては，接触性皮膚炎のリスクや創傷治癒に対する影響を指摘する限定的なエビデンスがあるものの，抗菌縫合糸を用いた研究において健康被害の報告はないことからWHOは使用には問題はないと判断している．

D. 手術室の環境整備

　手術室の環境を清潔に保つことは，手術器械や手術創の微生物汚染を防ぐために重要である．だがSSI予防のために，手術室環境を無菌化することが必要なのではない．もっとも重要なのは，血液や体液などの有機物の除去，ほこりの蓄積や飛散の防止，頻繁に触れる環境表面(高頻度接触環境表面)の清浄化である(表Ⅲ-12，Ⅲ-13)．

表Ⅲ-12　手術室の環境整備のポイント

- 消毒の前に洗浄により環境表面の汚れやその他の堆積物を除去することが消毒効果を高める．作業効率を高めるために，洗浄成分を含む消毒薬を使用する場合がある．
- 洗浄剤や消毒薬は適切な濃度に希釈する．製造元で希釈済みの製品を使用すると，濃度や期限管理が行いやすい．
- もっとも汚れが少ない場所から始め，もっとも汚染されている場所（床）に向かって行う．
- 使用した洗浄剤や消毒薬は廃棄し，再利用しない．
- 洗浄剤や消毒薬の噴霧（スプレー）は行わない．
- ほこりが舞いやすい方法で清掃しない．箒やハタキは使用しない．
- 清掃は患者が退室してから行う．
- ゴミやリネンは専用容器または袋に密閉して運び出す．
- 再処理する鋼製小物は血液・体液汚染や針刺し・切創が生じない方法で搬送する．
- 定期的な空気中の清浄度検査（微粒子計測や細菌検査）は推奨されない．
- 手術中の人の出入りや人の動きは最小限にとどめる．

[World Health Organization: Global guidelines on the prevention of surgical site infection. 〈http://www.who.int/gpsc/ssi-guidelines/en/〉(2018年5月17日参照)をもとに著者作成]

表Ⅲ-13　手術室清掃のタイミングと方法

場所	タイミング	方法
水平面(無影灯，医療機器，カウンター，家具類の上)	始業時	ほこりが舞わない湿式法でほこりを除去
患者の皮膚や血液・体液と接触した環境表面	術間および終業時	洗浄剤と低水準消毒薬で清拭※
高頻度接触環境表面　患者に近い環境(麻酔器およびその他の医療機器，薬品カート，輸液ポンプ，点滴スタンド，無影灯，メイヨー台・器械台など)	術間および終業時	洗浄剤と低水準消毒薬で清拭※
患者から遠い環境(電気のスイッチ，電話，PCキーボード・マウス，ドアノブ，椅子など)	1日1回以上および終業時	洗浄剤と低水準消毒薬で清拭※
ほとんど手が触れない　キックバケツ，足台など	終業時	洗浄剤と低水準消毒薬で清拭※
壁面	肉眼的汚染が認められる場合	洗浄剤で汚れを除去※
床	術間	肉眼的汚染が認められる場合は洗浄剤で汚れを除去※
	終業時	全体をウェットバキュームまたは単回使用のモップで湿式清掃※

※血液汚染がみられる場合は，抗ウイルス作用のある消毒薬を使用．
[Spruce L, Wood A: Back to basics: environmental cleaning. AORN J **100**: 55-61, 2014をもとに著者作成]

引用文献

1) National Healthcare Safety Network, Centers for Disease Control and Prevention: Surgical site infection (SSI) event. 〈http://www.cdc.gov/nhsn/pdfs/pscmanual/9pscssicurrent.pdf.〉(2018年5月17日参照)
2) Engemann JJ, Carmeli Y, Cosgrove SE, et al: Adverse clinical and economic outcomes attributable to methicillin resistance among patients with Staphylococcus aureus surgical site infection. Clin Infect Dis **36**(5): 592–598, 2003
3) Kirkland KB, Briggs JP, Trivette SL, et al: The impact of surgical-site infections in the 1990s: attributable mortality, excess length of hospitalization, and extra costs. Infect Control Hosp Epidemiol **20**(11): 725–730, 1999
4) Meeks DW, Lally KP, Carrick MM, et al: Compliance with guidelines to prevent surgical site infections: as simple as 1-2-3?. Am J Surg **201**(1): 76–83, 2011
5) Umscheid CA, Mitchell MD, Doshi JA, et al: Estimating the proportion of healthcare-associated infections that are reasonably preventable and the related mortality and costs. Infect Control Hosp Epidemiol **32**(2): 101–114, 2011
6) Weiner LM, Webb AK, Limbago B, et al: Antimicrobial-Resistant Pathogens Associated With Healthcare-Associated Infections: Summary of Data Reported to the National Healthcare Safety Network at the Centers for Disease Control and Prevention, 2011-2014. Infect Control Hosp Epidemiol **37**(11): 1288-1301, 2016
7) Korol E, Johnston K, Waser N, et al: A systematic review of risk factors associated with surgical site infections among surgical patients. PLoS One **8**(12): e83743, 2013
8) Zhang Y, Zheng QJ, Wang S, et al: Diabetes mellitus is associated with increased risk of surgical site infections: A meta-analysis of prospective cohort studies. Am J Infect Control **43**(8): 810-815, 2015
9) Marchi M, Pan A, Gagliotti C, et al: The Italian national surgical site infection surveillance programme and its positive impact, 2009 to 2011. EuroSurveill **19**(21): pii: 20815, 2014
10) Anthony CA, Peterson RA, Polgreen LA, et al: The Seasonal Variability in Surgical Site Infections and the Association With Warmer Weather: A Population-Based Investigation. Infect Control Hosp Epidemiol **38**(7): 809, 2017
11) 厚生労働省　院内感染対策サーベイランス事業　SSI部門　JANIS（一般向け）期報・年報.〈https://janis.mhlw.go.jp/report/ssi.html〉(2017年10月20日参照)
12) フレイルに関する日本老年医学会からのステートメント　平成26年5月.〈http://www.jpn-geriat-soc.or.jp/info/topics/pdf/20140513_01_01.pdf〉(2017年10月20日参照)
13) Preventing surgical site infections—Key recommendations for practice. Joint Royal College of Surgeons in Ireland/Royal Colleges of Physicians of Ireland Working Group on Prevention of Surgical Site Infection, 2012.〈https://www.rcsi.ie/files/surgery/docs/20140318021114_Sample%20Audit%20Surgical%20site%20Inf.pdf〉(2017年10月20日参照)
14) Leaper D, et al: Prevention and treatment of surgical site infection: summary of NICE guidance. BMJ **337**: a1924, 2008
15) Anderson DJ, Podgorny K, Berríos-Torres SI, et al: Strategies to Prevent Surgical Site Infections in Acute Care Hospitals: 2014 Update. Infect Control Hosp Epidemiol **35**(6): 605–627, 2014
16) Ban KA, Minei JP, Laronga C, et al: American College of Surgeons and Surgical Infection Society: Surgical Site Infection Guidelines, 2016 Update. J Am Coll Surg **224**: 59-74, 2017
17) Berríos-Torres SI, Umscheid CA, Bratzler DW, et al: Centers for Disease Control and Prevention Guideline for the Prevention of Surgical Site Infection, 2017. JAMA Surg **152**(8): 784–791, 2017
18) World Health Organization: Global guidelines on the prevention of surgical site infection.〈http://www.who.int/gpsc/ssi-guidelines/en/〉(2018年5月17日参照)

資料 セルフチェックリスト

▶血管内留置カテーテル由来血流感染対策

	チェック項目	該当する項目に✓		
		はい	いいえ	該当なし
1	カテーテルの挿入と管理に関する研修が行われている.			
2	研修を受けた医療従事者がカテーテルの挿入と管理を実施している.			
3	感染対策の実施率をオーディットなどにより定期的に評価し,改善している.			
4	カテーテルの挿入や管理を行う前に,手指衛生を実施している.			
5	カテーテルの挿入と管理を行う際に適切な個人防護具を使用している.			
6	中心ライン関連血流感染サーベイランスから得られたデータを活用しながら改善活動を実施している.			
7	中心ラインバンドルを実施している. ＜中心ラインバンドルを構成する対策例＞ ・滅菌手袋着用前の手指衛生 ・高度無菌遮断予防策(maximal sterile barrier precautions) ・0.5％を超える濃度のクロルヘキシジンアルコールを使用した皮膚消毒 ・最適な穿刺部位の選択(肥満のある成人では大腿静脈を避ける) ・血管内留置カテーテルの必要性を毎日評価し,不要になりしだい速やかに抜去			
8	中心ライン挿入時には感染対策のチェックリストを活用している.			
9	緊急時を除き,中心ラインバンドルに含まれる対策が実施されない場合は,注意喚起を行い,実施されるまで手技を中断している.			
10	中心ラインバンドルの実施率を評価し,フィードバックと改善を行っている.			
11	中心ラインの挿入に必要な物品がセット化されている.			
12	中心ライン挿入部位に貼付した滅菌透明フィルムは週に1回,滅菌ガーゼは2日に1回定期交換している.			
13	中心ライン挿入部位に貼付した被覆材は,定期交換日でなくても,汚染がみられる場合や,剥がれた場合はそのつど交換している.			
14	輸液ルートは付属部品も含めて4日以上7日以内の間隔で交換している.			
15	血液,血液製剤,脂肪乳剤の投与に使用した輸液ルートは使用開始から24時間以内に交換している.			
16	プロポフォールに使用した輸液ルートは6～12時間ごとに交換している.			
17	輸液ルートや注射器を接続する前に,接続部を数秒以上,ごしごしとこするように消毒している.			
18	血管内留置カテーテル挿入部位の発赤,腫脹,熱感,疼痛を定期的に観察また記録し感染徴候の早期発見に努めている.			
19	輸液の調製を行う前に,調製台を低水準消毒薬で消毒し,手指衛生ののち,病院が定める個人防護具を着用している.			
20	輸液の調製は専用の清潔な調製台で実施している.			
21	輸液の調整は投与直前に実施している.			

▶膀胱留置カテーテル関連尿路感染対策

	チェック項目	該当する項目に✓		
		はい	いいえ	該当なし
1	カテーテルの挿入と管理に関する研修が行われている．			
2	研修を受けた医療従事者がカテーテルの挿入と管理を実施している．			
3	感染対策の実施率をオーディットなどにより定期的に評価し，改善している．			
4	カテーテルの挿入や管理を行う前に，手指衛生を実施している．			
5	カテーテルの挿入と管理を行う際に適切な個人防護具を使用している．			
6	膀胱留置カテーテル関連尿路感染サーベイランスから得られたデータを活用しながら改善活動を実施している．			
7	カテーテルの使用基準が定まっている．			
8	カテーテルの必要性について毎日評価を行い，不要な場合は速やかに抜去している．			
9	間欠的導尿やコンドーム型採尿器などのカテーテルの代替法を積極的に活用している．			
10	可能な限り径の細いカテーテルを選択している．			
11	閉鎖式セットを採用している．			
12	カテーテルの先端が汚染されないよう無菌操作により挿入手技を行っている．			
13	下肢の拘縮により無菌的なカテーテルの挿入が難しい場合など，必要に応じて2名以上で挿入手技を行っている．			
14	カテーテルと廃液チューブの接続部を開放していない．			
15	尿道口を損傷しないようカテーテルを皮膚に固定している．			
16	採尿バッグ内の尿はバッグの2/3の量に達する前，また，患者が車椅子，ストレッチャー，検査台等に移乗する前に廃棄している．			
17	採尿バッグは，膀胱の位置よりも下で床につかない位置に設置している．			
18	廃液チューブにループや屈曲がなく，採尿バッグ内に尿が流出しやすい位置にある．			
19	石けんと流水による尿道口の洗浄を（可能な限り毎日）行っている．			
20	尿の廃棄容器は単回使用とするか，使用後に洗浄，消毒している．			

IV 職業感染予防

1 針刺し・切創・皮膚/粘膜汚染

A. 針刺し・切創・皮膚/粘膜汚染による感染リスク

針刺し・切創とは，医療従事者が血液およびその他の潜在的感染性物質（☞**第Ⅱ章 標準予防策**，p.6）で汚染された鋭利器材で自身を刺したり，切ったりすることをいい，経皮的曝露とも呼ばれる．また，飛散した血液およびその他の潜在的感染性物質（以下，血液・体液）で皮膚の創傷や粘膜が汚染されることを**皮膚/粘膜汚染**という[1]．

針刺し・切創で問題となるのは，主にB型肝炎ウイルス（HBV），C型肝炎ウイルス（HCV），ヒト免疫不全ウイルス（HIV）の感染であり，それぞれの感染リスクは**表Ⅳ-1**のとおり見積もられている[2~4]．針刺し・切創による感染リスクは，曝露した血液・体液の種類，量，傷の深度などに左右される．例えば，血液で満たされた太い中空針で深く刺した場合のほうが，縫合針による擦過傷よりも感染するリスクは高い．また，創傷/粘膜汚染による感染リスクは針刺し・切創に比べて低く，さらに，曝露した血液・体液量が少ないほど低くなる[2]．

表Ⅳ-1 針刺し・切創・皮膚/粘膜汚染によるウイルス別感染リスク

ウイルス	感染リスク
HBV （被汚染者がHBs抗体陰性の場合）	経皮的曝露 　HBe抗原陽性　22～31% 　HBe抗原陰性　1～6%
HCV	経皮的曝露　1.8%（範囲　0～10%） 経粘膜曝露　経皮的曝露に比べて低い
HIV	経皮的曝露　0.3%（範囲　0.2～0.5%） 経粘膜曝露　0.09%

[U.S. Public Health Service: Updated U.S. Public Health Service guidelines for the management of occupational exposures to HBV, HCV, and HIV and recommendations for postexposure prophylaxis. MMWR **50**(RR11): 1-52, 2001, Centers for Disease Control and Prevention: CDC Guidance for Evaluating Health-Care Personnel for Hepatitis B Virus Protection and for Administering Postexposure Management. 〈https://www.cdc.gov/mmwr/preview/mmwrhtml/rr6210a1.htm〉（2018年5月17日参照），Updated US Public Health Service Guidelines for the Management of Occupational Exposures to Human Immunodeficiency Virus and Recommendations for Postexposure Prophylaxis. Infect Control Hosp Epidemiol **34**(9): 875-892, 2013より引用]

B. 針刺し・切創・皮膚／粘膜汚染の予防

1. 針刺し・切創予防

針刺し・切創を防ぐために，a〜c項にあげる基本的な対策を行う．また，針刺し・切創が発生した場合は，要因を分析し，予防につなげるために受傷者に報告書の提出を依頼する．

a. 鋭利器材の取り扱いに関する対策[1,5]

> - 可能な限り安全器材*を使用する．
> - 安全器材は製造元が推奨する方法で使用する（表Ⅳ-2）．
> - 鋭利器材の手渡しは行わず，使用者が直接廃棄するかトレイなどに置く．
> - 血液・体液で汚染された可能性のある針のリキャップをしない．やむなくリキャップを行う場合は，片手法を用いる（図Ⅳ-1）．

*安全器材：針刺しを防ぐ機能を備えた器材．使用直後に針先が覆われるかホルダーに収納されるもの，針先が鈍で刺さりにくいもの，針を使用しない構造をもつものなどさまざまな種類が販売されている．国内で流通している安全器材は，職業感染制御研究会ホームページ[6]に掲載されている．

表Ⅳ-2 望ましい安全器材の特徴

- 安全装置が自動的に作動する．あるいは，使用者が針先より手前で片手により安全装置を作動することができる．
- 安全装置が作動したことを簡単に識別できる．
- 安全装置をいったん作動させると，解除することができない．
- 使いやすい．
- 患者に不利益がない．

[National Institute for Occupational Safety and Health. NIOSH Alert Preventing Needlestick Injuries in Health Care Settings. 〈https://www.cdc.gov/niosh/docs/2000-108/pdfs/2000-108.pdf〉（2018年5月17日参照）より引用]

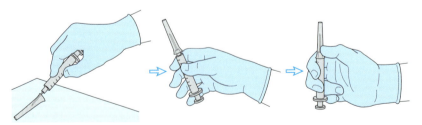

① 平らな場所にキャップを置く．　② キャップをすくい上げる．　③ キャップを閉める．（針がキャップを貫通したり，外れたりすることがあるため，片手でキャップの根元を押さえる）

図Ⅳ-1　片手法

b. 手術室における対策[7]

- 臨床的に禁忌でない限り，縫合用鈍針，安全装置付メスを使用する．
- 縫合には組織接着剤やステープラーを用いる．
- 血液検体採取や注射には安全器材を使用する．
- 手術中に鋭利器材を安全に廃棄できる場所に廃棄容器を設置し，内容量が8割程度に至る前に交換する．
- 執刀医，助手，直接介助（器械出し）看護師は**二重手袋**＊を装着する．
- 安全な鋭利器材の受け渡しのために，術野に**ニュートラルゾーン**（☞ keyword）を設ける．

＊**二重手袋**：二重手袋を装着すると針刺し/創傷汚染のリスクや接触する血液量が減少する．また，色が異なる手袋を重ねて装着することにより早期に破れに気付くことができる．

c. 鋭利器材の廃棄における対策[2]

- 鋭利器材は，使用後速やかに耐貫通性で液漏れしない容器に廃棄する．
- 廃棄容器は，針先が投入口から飛び出しにくい構造をもち，廃棄する器材に適した大きさのものを選ぶ．
- 注射器と針は可能な限り分離せずに容器に廃棄する．
- 鋭利器材の廃棄容器は転倒しないよう，使用場所に近いところに設置する．また小児など，廃棄容器に手を入れる可能性のある患者が利用する場所では，高さを調節するか，可動式カートに設置するなどの工夫を行う．
- 廃棄容器には「鋭利な感染性廃棄物」専用であることがわかる表示を行う（☞ **第Ⅵ章 7 感染性廃棄物の管理**，p.133）．
- 廃棄物は押し込んだりせず，内容量が交換時期を示す線（内容量の80％程度のところに引かれている）に達したら，容器に蓋をして廃棄する．

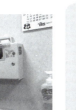

未就学児の手が届きにくい位置に設置された廃棄容器の例

🔍 ニュートラルゾーン[7]

鋭利器材を一時的に置くために滅菌野に設けるエリアで，具体的には以下のように活用する．このような対策は，ハンズフリー法とも呼ばれる．

- 術前にニュートラルゾーンの位置を確認する．
- ニュートラルゾーンとして，膿盆，器械マット，磁気パッド，あるいはメイヨー台上の指定された場所などを活用する．
- 鋭利器材がニュートラルゾーンにある場合は声かけを行う．
- ニュートラルゾーンには一度に1つの鋭利器材を置く．
- 執刀医が容易に鋭利器材を受け取れるように置いた場所を伝える[注1]．
- 複数の人が同時に鋭利器材を取り扱わない．
- 使用後の鋭利器材はニュートラルゾーンに置く．

注1：顕微鏡を使用する場合は，執刀医の手に注意深く鋭利器材を渡し，使用後はニュートラルゾーンに戻してもらう変則的なニュートラルゾーン (modified neutral zone) を使用しなくてはならない場合がある．

2. 粘膜／創傷汚染の予防

　粘膜／創傷汚染を防ぐには，血液・体液に触れる可能性がある場合は手袋を着用し，血液・体液が飛散するおそれがある場合は，手袋に加えてアイシールドのついた外科用マスクなどで粘膜を防護するとともに，ガウンまたはエプロンを着用する[8]．また，粘膜／創傷汚染が発生した場合は，要因を分析し，予防につなげるために，被汚染者に報告書の提出を依頼する．

3. B型肝炎ワクチン接種

　針刺し・切創・皮膚／粘膜汚染のリスクがある職員は，職種を問わずB型肝炎ワクチンを接種することが強く推奨されている[3]．国内では，遺伝子組換え技術を用いた酵母由来の不活化ワクチンであるビームゲン®とヘプタバックス-Ⅱ®の2種類が販売されている．ビームゲン®は遺伝子型C由来，ヘプタバックス-Ⅱ®は遺伝子型A由来であるが，どちらも遺伝子型が異なるHBVに対して有効である．また，きわめて安全性の高いワクチンである[9]．

　医療従事者に対するB型肝炎ワクチン接種について，以下が推奨されている[3,10]．

- HBs抗原蛋白10 μg（0.5 mL）を三角筋に筋肉注射する．
- 接種回数および間隔は，原則的に初回，1ヵ月目，6ヵ月目の計3回である[注1]．3回目のワクチンは，ブースターとしての作用があり，長期的な予防効果を得るには3回の接種を完遂する．3回目の接種から1〜2ヵ月後にHBs抗体価を測定する．
- HBVに対する免疫を有するのは10 mIU/mL以上の抗体を産生した場合である[注2]．
- ワクチンを3回接種した後にHBs抗体価が10 mIU/mL未満の場合は，1回の追加接種を行い，1〜2ヵ月後に抗体検査を行う．上昇しなければ2回の追加接種を行い，1〜2ヵ月後に再度抗体検査を実施する．あるいは，途中の抗体検査は行わず，3回接種し，1〜2ヵ月後に抗体検査を行ってもよい．その結果，抗体価が上昇しない場合の追加接種は行わない．

　注1：追加接種の時期が予定よりも遅れた場合は初めからやり直す必要はなく，初回と2回目が4週間以上，2回目と3回目が8週間以上，初回と3回目が16週間以上空けば，接種間隔がそれ以上に伸びても，免疫原性に影響はないと報告されている[10]．
　注2：この水準の抗体を獲得すれば，予防効果は30年以上持続すると報告されている[11]．抗体獲得後の定期的なHBs抗体検査や，抗体価が10 mIU/mL未満に低下した際の追加接種は推奨されていない[10,12]．

C. 針刺し・切創・汚染発生時の対応

1. 初期対応

　針刺し・切創，創傷汚染が発生した場合は，石けんと流水で受傷／汚染部位を洗浄する．粘膜汚染が発生した場合は，汚染部位を流水で洗浄する．受傷／汚染部位の消毒や血液をしぼり出すことによる感染予防効果は不明である[2]．人に咬まれた

場合は，咬んだ側，咬まれた側の双方に対して，粘膜汚染が発生した可能性を評価し，対応する．

2. B型肝炎ウイルス（HBV），C型肝炎ウイルス（HCV），ヒト免疫不全ウイルス（HIV）に共通する対応策

針刺し・切創・皮膚/粘膜汚染が発生した場合，汚染源となった患者についてHBV，HCV，HIV感染の状況（ステータス）を調べる．ステータスが不明の場合，患者に説明して同意を得たうえで検査を行い，患者の診療記録に記載する．汚染源となった患者がわからない（例えば原因器材を誰に使用したかわからない場合など），あるいは検査に対して患者の同意が得られない場合は，HBV，HCVに曝露したものとして対応する．HIVについてはHIV感染のリスクファクターをもつ患者の割合や有病率を考慮したうえで対応する．鋭利器材に付着した血液・体液の検査は，信頼できる結果が得られにくいことから推奨されていない．

HBV，HIVに曝露した場合，発生から時間を置かずに曝露後予防（post exposure prophylaxis：PEP）を行うと感染のリスクを大幅に下げることができる．そのため，針刺し・切創・皮膚/粘膜汚染に対して，いつでも迅速に対応できる体制を構築しておくとともに，職員に対しても発生後は速やかに必要な処置を受けるよう日頃から指導することが重要である．

3. B型肝炎ウイルスへの対応

HBVへの曝露が発生した後は，速やかに汚染源となった患者についてHBs抗原の有無を確認し，被汚染者のB型肝炎ワクチン接種歴およびワクチン接種に対する反応に応じて対応する（表Ⅳ-3）[3]．汚染源が不明の場合はHBVに曝露したとみなして対応する．

4. C型肝炎ウイルスへの対応

HCVへの曝露が発生した後は，速やかに汚染源となった患者についてHCV感染の有無を調べる．HCV-RNAウイルス量を確認するのがもっとも理想的であるが，それが難しい場合はHCV抗体の有無を確認し，HCV抗体陽性の場合はHCV-RNAを測定する．汚染源が不明の場合は，HCVに曝露したとみなして対応する．2018年12月現在，HCV曝露に対する効果的なPEPはないことから，被汚染者の経過観察を行う．具体的には，発生後おおむね48時間以内にHCV抗体検査を行い，3週間以上経過した時点でHCV-RNAを測定する．検出されなければ経過観察は終了する[13]．

5. ヒト免疫不全ウイルスへの対応

HIVへの曝露が発生した後は，速やかに汚染源となった患者についてHIV抗体の有無を確認する．HIV抗体陽性の場合は，曝露からなるべく早期（数時間以内）

表Ⅳ-3 HBVへの曝露後対応

被汚染者のワクチン接種歴と反応	検査の必要性		曝露後予防投与の必要性		ワクチン接種後のHBs抗体検査の必要性[注5]
	汚染源のHBs抗原	被汚染者のHBs抗体	HBIG[注4]	ワクチン	
ワクチン未接種/未完了	陽性/不明	検査不要[注3]	HBIG×1	速やかに1シリーズ目の接種を開始	必要
	陰性	検査不要	不要	同上	必要
6回(2シリーズ)のワクチン接種歴があり，無反応者[注2]との記録あり	陽性/不明	不要[注3]	HBIG×2 (1ヵ月あける)	不要	不要
	陰性	不要			
3回(1シリーズ)のワクチン接種歴があるが，反応不明	陽性/不明	<10 mIU/mL[注3]	HBIG×1	2シリーズ目(3回)の追加接種開始	必要
	陰性	<10 mIU/mL	不要		
	陽性/不明/陰性	≧10 mIU/mL	不要		
3回(1シリーズ)以上のワクチン接種歴があり，反応者[注1]との記録あり	対応不要				

注1：3回以上のワクチン接種後にHBs抗体10 mIU/mL以上．
注2：6回のワクチン接種後にHBs抗体10 mIU/mL未満．
注3：被汚染者がHBs抗体10 mIU/mL未満またはHBワクチン未接種/未完了であり，汚染源がHBs抗原陽性あるいはHBV感染不明の場合，被汚染者には曝露後できるだけ早期にHBc抗体検査を行い，約6ヵ月後にHBs抗原とHBc抗体検査を行う．
注4：HBIGは曝露後できるだけ速やかに0.06 mL/kgの用量を筋肉内に投与する．7日を超えて投与した場合の効果については定かではない．
注5：最後のワクチン接種から1～2ヵ月後（かつHBIG投与から4～6ヵ月後）に抗体価が10 mIU/mL以上であることを確認する．

[Centers for Disease Control and Prevention: CDC Guidance for Evaluating Health-Care Personnel for Hepatitis B Virus Protection and for Administering Postexposure Management. 〈https://www.cdc.gov/mmwr/preview/mmwrhtml/rr6210a1.htm〉（2018年5月17日参照）をもとに著者作成]

にPEPとして抗HIV薬の服用を開始する．施設内でPEPを実施できない場合は，PEPが可能な近隣の医療施設を確認しておくとよい．ウィンドウ期の曝露によるHIV職業感染事例はこれまで報告がないことから，HIV抗体陰性の場合のPEPは不要とされている[5]．

PEPとして推奨される抗HIV薬については，最新のガイドラインを参照する．2018年12月現在推奨されているRAL（アイセントレス）とTDF/FTC（ツルバダ）は妊娠中の医療従事者にも使用可能と評価されている[14]．

HIVに曝露した医療従事者には，二次感染を防ぐために曝露後6～12週間は輸血，妊娠，また可能な限り授乳は避けるよう指導する．PEPを開始した場合は，確実な服薬の必要性，薬剤の副作用，他の薬剤との相互作用について説明する．汚染源となったHIV抗体陽性の患者が，確認検査でHIV陰性であることが判明した場合は，PEPは中止する．

HIVに曝露した医療従事者の追跡検査は，発生直後のベースライン，6週間後，12週間後，6ヵ月後にHIV抗体検査行うか，HIV抗体とp24抗原を同時に検出する第4世代検査法を採用している場合は，ベースライン，6週間後，4ヵ月後に行う．

引用文献

1) National Institute for Occupational Safety and Health. NIOSH Alert Preventing Needlestick Injuries in Health Care Settings. 〈https://www.cdc.gov/niosh/docs/2000-108/pdfs/2000-108.pdf〉(2017年11月10日参照)

2) U.S. Public Health Service: Updated U.S. Public Health Service guidelines for the management of occupational exposures to HBV, HCV, and HIV and recommendations for postexposure prophylaxis. MMWR **50**(RR11): 1-52, 2001

3) Centers for Disease Control and Prevention: CDC Guidance for Evaluating Health-Care Personnel for Hepatitis B Virus Protection and for Administering Postexposure Management. 〈https://www.cdc.gov/mmwr/preview/mmwrhtml/rr6210a1.htm〉(2018年5月17日参照)

4) Updated US Public Health Service Guidelines for the Management of Occupational Exposures to Human Immunodeficiency Virus and Recommendations for Postexposure Prophylaxis. Infect Control Hosp Epidemiol **34**(9): 875-892, 2013

5) Reddy VK, et al: Devices for preventing percutaneous exposure injuries caused by needles in healthcare personnel. Cochrane Database Syst Rev **11**: CD009740, 2017

6) 職業感染制御研究会:安全器材と個人防護具.〈http://www.safety.jrgoicp.org/index.php?option=com_content&view=category&layout=blog&id=160&Itemid=541〉(2018年5月18日参照)

7) Association of periOperative Registered Nurses: Guideline for sharps safety. Guidelines for Perioperative Practice. p417-440, AORN, Inc., 2016

8) Centers for Disease Control and Prevention: 2007 Guideline for Isolation Precautions: Preventing Transmission of Infectious Agents in Healthcare Settings (2007).〈https://www.cdc.gov/infectioncontrol/guidelines/isolation/index.html〉(2018年5月17日参照)

9) 国立感染症研究所:B型肝炎ワクチンの定期接種について. IASR **37**(8): 156-157, 2016

10) Centers for Disease Control and Prevention: A Comprehensive Immunization Strategy to Eliminate Transmission of Hepatitis B Virus Infection in the United States. Recommendations of the Advisory Committee on Immunization Practices (ACIP) Part II: Immunization of Adults.〈http://www.cdc.gov/mmwr/preview/mmwrhtml/rr5516a1.htm?s_cid=rr5516a1_e〉(2018年5月17日参照)

11) Bruce MG, Bruden D, Hurlburt D: Antibody Levels and Protection After Hepatitis B Vaccine: Results of a 30-Year Follow-up Study and Response to a Booster Dose. J Infect Dis **214**(1): 16-22, 2016

12) European Consensus Group on Hepatitis B Immunity: Are Booster Immunisations needed for lifelong hepatitis B immunity? Lancet **355**(9203): 561-565, 2000

13) Centers for Disease Control and Prevention: Information for healthcare personnel potentially exposed to hepatitis C virus (HCV). Recommended testing and follow-up.〈https://www.cdc.gov/hepatitis/pdfs/testing-followup-exposed-hc-personnel.pdf〉(2017年11月10日参照)

14) Updated US Public Health Service Guidelines for the Management of Occupational Exposures to Human Immunodeficiency Virus and Recommendations for Postexposure Prophylaxis. Infect Control Hosp Epidemiol **34**(9): 875-892, 2013

2 結核

A. 結核の現状

　日本では1950年頃まで結核が死因の第1位を占めていたが，その後は治療薬の進歩などに伴い順調に減少した．しかし，1997年に結核罹患率が再び増加し始めたため，厚生省(現在の厚生労働省)が「結核緊急事態宣言」を行った．2000年より結核新規登録者数は再び減少に転じているが，2017年現在も結核罹患率は人口10万人あたり10人を超えており，10人を下回る欧米先進国に比べて高い水準にある[1]．罹患者の多くを高齢者が占める一方で，若い医療従事者における結核既感染者の割合は低い．したがって，一般的に医療従事者は結核に感染するリスクが高い集団であり，実際に医療施設における結核の集団感染はしばしば発生している．

B. 結核の病態と伝播経路

　結核は抗酸菌の一種である結核菌(*Mycobacterium tuberculosis*)が引き起こす感染症である．結核は，全身のどの臓器にも起こり得るが，空気を介してヒト−ヒト感染するのは肺，気管・気管支および喉頭結核である(本書において結核という場合はこれらを指す)．結核菌は，咳や会話の際に患者の気道から排出され，飛沫核と呼ばれる直径1〜5 μmの粒子に付着して空気中を漂う[2]．吸い込まれた結核菌の大部分は上気道で排除されるが，一部は肺胞に到達する．肺胞に達した結核菌のうち，肺胞マクロファージにより貪食，殺菌されなかったものは，マクロファージ内で他の免疫細胞に囲まれて休眠状態に入る．こうして肉芽腫が形成され，感染が成立する．このような状態を潜在性結核感染(latent tuberculosis infection：LTBI)と呼ぶ．結核菌の増殖を抑えられないまま感染から2〜3年以内に一次結核を発病し，さらに5〜10％は数年から数十年後に加齢や免疫能の低下が契機となって晩期結核を発病する[3](図Ⅳ-2)．

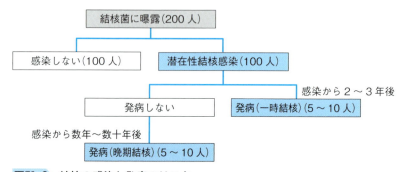

図Ⅳ-2　結核の感染と発病のリスク

[四元秀毅ほか：医療者のための結核の知識，第3版，医学書院，2008をもとに著者作成]

C. 結核の早期発見と隔離

医療施設で結核の集団感染が起こる背景の1つに，診断の遅れ（doctor's delay）がある．診断が遅れる要因には，結核罹患率の減少に伴い，結核に対する医療従事者の関心が薄れていることに加え，結核の症状や検査所見は非特異的で，積極的に疑わなければみつかりにくい疾患だということがある[4]．したがって，結核への職業曝露を予防する鍵となるのは，早期発見と隔離である．具体的には，結核のハイリスク群に結核を疑うべき症状や検査所見（表IV-4）を認めた場合は，塗抹検査（☞ keyword）を実施し，症状（咳など）や検査所見（塗抹検査結果，画像上の空洞所見など）から排菌*が疑われる場合は，速やかに空気感染隔離室*に収容する．空気感染隔離室がない場合は，通常の個室に収容する．疑い例を含め，結核患者をみることがある医療施設では，陰圧個室を一室以上設置することを検討す

*排菌：結核菌が咳や会話の際に結核患者の気道を通り，排出されている状態．塗抹検査（☞ keyword）が陽性の結核患者は排菌しており，感染性があると判断される．気道から排出される菌量は次の要因の影響を受ける[7]．
・咳（咳エチケット非実施）
・肺の空洞
・塗抹検査において確認された菌量
・咳嗽反射を誘発する処置
・不十分な治療

*空気感染隔離室：通路から室内に向かって空気が流れる空調設備を有する個室（表IV-6）

表IV-4　結核を積極的に疑うべき症状・検査所見およびリスクファクター

結核を疑うべき症状・検査所見	結核のリスクファクター
・原因不明の咳（とくに2週間以上持続） ・発熱・微熱（とくに2週間以上持続） ・体重減少 ・血痰（喀血と吐血の判別は難しいことがある） ・全身倦怠感 ・寝汗 ・胸部X線検査で上肺野・肺尖部の浸潤影や空洞影 ・原因不明の慢性的な経過の感染症において単球分画上昇	・高齢者 ・社会経済的弱者（住所不定など） ・ステロイド使用 ・HIV感染 ・免疫抑制剤使用 ・維持透析中 ・珪肺症 ・結核の既往や陳旧性結核病変 ・医療介護従事者 ・糖尿病 ・妊娠 ・リンパ腫 ・低栄養

［荒川 悠：表 結核を疑う症状とリスクファクター．結核を疑うポイント，疑ってからの動き方．レジデントノート 18(15): 2733, 2017より引用］

*PCR検査：核酸増幅法検査の1つであり，結核菌の遺伝子の有無を確認する．結核菌陽性の場合は検査材料の中に結核菌が存在することを意味するが，生菌と死菌を区別することはできない．所要時間は1～2日である．

*培養検査：抗酸菌専用培地を用いて，生きた結核菌の有無や抗結核薬への感受性を確認するために行う．少なくとも2週間程度を要する．

塗抹検査

喀痰や胃液内に抗酸菌［*Mycobacterium* spp.（マイコバクテリウム属）］が存在するかどうかを確認するために行う検査である．短時間で実施することができ，結果は菌量に応じて−，±（プラスマイナス），1+（ワンプラス）～3+（スリープラス）に分類したうえで報告される．以前は日本独自でガフキー0～10号に分類していたが，この分類法は現在ほとんど用いられない．塗抹検査では結核菌（*Mycobacterium tuberculosis*）と非結核性抗酸菌（nontuberculous mycobacteria: NTM）を区別できない．NTMの場合，感染性はない．菌種を知るにはPCR検査*の結果を待つ必要がある．塗抹検査が陽性の結核患者は，結核菌を排菌しており，菌量が多いほど感染性が高いと考えられる．感染性を評価するため塗抹検査は通常3回（8～24時間をあけ，1回は早朝痰とする）行われる[6]．

塗抹検査を提出する際には，PCR検査，培養検査*を併せて行う．

る.また,結核疑い患者の気管支鏡検査を実施することがある医療施設では,検査室に陰圧設備を設けることも併せて検討する.一般的に塗抹検査が3回連続して陰性となり,感受性のある抗結核薬で2週間以上治療を継続し,臨床症状の改善(例えば解熱し,咳が減るなど)がみられれば感染性は消失したと考えられるが隔離を解除するタイミングは個別に判断する[5].

空気感染隔離室に入る職員や面会者はN95微粒子用マスク(☞ keyword)を着用する(図Ⅳ-3).患者がやむなく検査部門に出向く必要がある場合は,事前に検査部門と調整を行い,なるべく他の患者が少ない時間帯を選択し,優先的に対応する.また,可能な限り人と接触しない搬送ルートを検討する.室外に出る患者は外科用マスクを着用する.呼吸困難を生じるため,患者はN95微粒子用マスクを着用しない.搬送者が患者と閉鎖空間を共有する場合はN95微粒子用マスクの着用を検討する[6].

患者が退去した後の病室で,空気中の結核菌が除去されるのに要する時間は換気回数に依存する.退去後は部屋の扉を閉め,次の患者を収容するまでに空室とすべき時間を確認する(表Ⅳ-5).

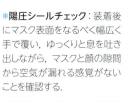

＊陽圧シールチェック:装着後にマスク表面をなるべく幅広く手で覆い,ゆっくりと息を吐き出しながら,マスクと顔の隙間から空気が漏れる感覚がないことを確認する.

＊陰圧シールチェック:装着後にマスク表面を手で覆いながら息を吸い込み,マスクが顔に向かって凹み,マスクと顔の隙間から空気が流れ込む感覚がないことを確認する.

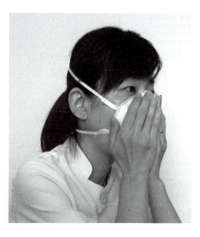

図Ⅳ-3 ユーザーシールチェック
N95微粒子用マスクが正しく装着されていることを確認する手技であり,マスクを装着するたびに行う.陽圧シールチェック＊と陰圧シールチェック＊の二種類があるが,空気予防策で通常用いられる呼気弁のないマスクを装着する場合は,陽圧シールチェックを行う(注:清潔・無菌操作を行う場合,着用者の呼気に含まれる微生物による汚染を防ぐため,呼気弁付マスクは着用しないことが推奨されている).
[National Institute of Occupational Safety and Health: Filtering out Confusion: Frequently Asked Questions about Respiratory Protection. 〈https://www.cdc.gov/niosh/docs/2018-130/pdfs/2018-130.pdf〉(2018年11月8日参照)]

N95微粒子用マスク

N95とは米国労働安全衛生研究所(National Institute of Occupational Safety and Health:NIOSH)が呼吸器防護具について定める規格基準である.Nは耐油性なし(not resistant to oil),95は直径0.3μmの粒子を95%以上捕集することを意味する.N95微粒子用マスクは着用するたびに「ユーザーシールチェック」を行う(図Ⅳ-3).N95微粒子用マスクは着用のたびに廃棄する必要はない.結核患者を受けもつ看護師など,着脱の頻度が高い場合は,1日1個使用し,比較的着脱の頻度が低い従業員や面会者の場合は,数日に1回交換するなどの運用を決定する.ただし,マスクの形状が崩れて隙間ができる場合,汚染が激しい場合,濡れた場合などは適宜交換する.使用中のマスクは紙袋など通気性のよい袋に入れ,所定の場所に保管する.

表IV-5　1時間あたりの換気回数と空気中の汚染飛沫核の除去効率

換気回数	空気中の汚染飛沫核を99％または99.9％除去するのに要する時間(分)	
	99％	99.9％
2	138	207
4	69	104
6	46	69
12	23	35
15	18	28
20	7	14

[Centers for Disease Control and Prevention: Guidelines for preventing the transmission of *Mycobacterium tuberculosis* in health-care settings, 2005. MMWR Recomm Rep **54**(RR17): 1-141, 2005をもとに著者作成]

表IV-6　空気感染隔離室の構造設備

- 病室は個室であることが望ましい．
- ドアの開閉の際，病室の空気（飛沫核）が室外へ流出するのを防ぐため，病室には前室を設けるか，引き戸とすることが望ましい．
- 換気設備
  - 病室の空気圧は，陰圧（室外の空気が室内に向かって流れ込む設定）に保ち，結核患者を収容している間は，差圧をスモークテスト（図IV-4）など目視で確認可能な方法で毎日点検する．陰圧を保つために窓，配管の出入り口などは隙間がないように塞ぐ．
  - 空調は，全排気方式（病室に入る空気は100％外気または中央システムからの清潔な空気であり，これが独立したダクトを通って屋外に出る）が望ましい．これが困難な場合は，再循環方式（病室から排出される空気の一部を給気として再利用する方式）でもよい．病室から排気させるか空気を再循環させる場合は，結核菌の再流入を防ぐために高性能(HEPA)フィルターを設置する．フィルターを交換する際に，ホルムアルデヒドによる燻蒸を行う必要はない．
  - 給排気口の位置は，できるだけドアに近いところから患者ベッドの頭に向かって，気流が一定方向に流れるように設置することが望ましい．排気口から出た空気が再度病室内に入るのを防ぐため，排気口は窓や吸気口から離れたところに設置する．
  - 病室の**換気回数***は，既存の施設では1時間あたり6回，新築，改築した施設では12回以上とする．

下線はCDC隔離予防策ガイドラインにおける推奨事項．

[Centers for Disease Control and Prevention : Guideline for Isolation Precautions: Preventing Transmission of Infectious Agents in Healthcare Settings 2007. 〈http://www.cdc.gov/ncidod/dhqp/pdf/isolation2007.pdf〉(2007年12月26日参照)，筧 淳夫：結核患者収容のための施設基準の策定に関する研究．平成17年度厚生労働科学研究費補助金（新興・再興感染症研究事業）分担研究報告書，2005をもとに著者作成]

***換気回数**：病室内の空気が一定の時間内に入れ替わる回数であり，機械の換気風量(m^3/分)×60(分)÷部屋の容積(m^3)として計算する．例えば，換気風量15 m^3/分の性能をもつ換気装置を床面積50 m^2×高さ3.0 m=容積150 m^3の病室で使用すると，換気回数は[900/150＝6.0回]となる．

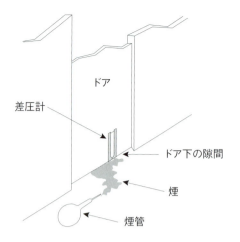

図Ⅳ-4 差圧計とスモークテストによる陰圧の確認

[Centers for Disease Control and Prevention: Guidelines for preventing the transmission of *Mycobacterium tuberculosis* in health-care settings, 2005 MMWR Recomm Rep **54** (RR17): 1-141, 2005より引用]

D. 医療施設における結核対策

1. 外来における対策

　日本において結核は過去の病気ではなく，未診断の結核患者が外来を受診する可能性はどの医療施設にもある．外来における結核対策のポイントは，①咳エチケット（☞ **第Ⅱ章 1 標準予防策**，p.25），②早期発見と隔離（☞ **C．結核の早期発見と隔離**，p.81）である．結核が疑われる患者がいったん帰宅し，再受診する場合は，外科用マスクを着用して来院するよう指導するとともに，混雑した待合室で長時間待つことなどがないよう，直接担当診療科の窓口に来てもらい，すぐに個室に案内するなどの体制を確立しておく．

2. 病棟における対策

　病棟で診断の遅れが生じると，多数の職員，患者，面会者への曝露が発生することになる．したがって外来と同様に，病棟でも結核を疑うべき症状や所見がある場合は，結核を積極的に疑い，否定できない場合は空気感染隔離室に収容する．ひとたび環境表面に付着または落下した結核菌が再びエアロゾル化し，吸入されるリスクはきわめて低いと考えられている[7]．したがって結核患者が触れた物品や環境表面に対し，特別な処理を行う必要はない．例えば，結核患者に専用の食器やディスポーザブル製品を使用する必要はない．リネン類は標準予防策に準じて洗濯を行う．廃棄物も通常の処理を行う．

3. 結核の届出

　「感染症法」第12条の規定により，結核と診断した医師は，ただちに最寄りの保健所に届出を行う必要がある．また，「感染症法」第53条により，病院管理者は，結核患者が入院または退院したときは7日以内に保健所長に届け出る．患者の家族

は最寄りの保健所に公費負担申請書を提出する．

4. 接触者検診

医療施設内で結核への曝露が発生した場合は，管轄の保健所と連携しながら接触者検診を行う．対象者の選択や検査法，実施時期などは「感染症法に基づく結核の接触者健康診断の手引き（改訂第5版）」に基づいて判断する[8]．手引きでは，結核感染の検査法として，ツベルクリン反応に変わり，インターフェロンγ遊離試験(interferon gamma release assay：IGRA)が第一選択となっている．現在国内で用いられるIGRAには，全血を用いるクォンティフェロン®TBゴールド（通常，QFT-3G）と，精製末梢血単核球を用いるT-SPOT®.TB(通称，T-SPOT)がある．どちらも結核菌特異抗原により刺激された感作T細胞が産生するインターフェロンγを測定する検査法である．接触者検診でIGRA陽性になるなど，結核感染が疑われる場合は，発病予防のために抗結核薬を服用する．

明らかな曝露がない場合でも，結核患者に接触する機会が多い部門の医療従事者は結核感染のリスクが高いことから，採用時とその後定期的にIGRA検査を実施することを積極的に検討する[9]．

引用文献

1) 厚生労働省：平成28年 結核登録者情報調査年報集計結果について．⟨http://www.mhlw.go.jp/stf/seisakunitsuite/bunya/0000175095.html⟩（2018年5月18日参照）
2) Centers for Disease Control and Prevention. Core Curriculum on Tuberculosis: What the Clinician Should Know. Chapter 2, Transmission and Pathogenesis of Tuberculosis (TB). ⟨https://www.cdc.gov/tb/education/corecurr/pdf/chapter2.pdf⟩（2018年5月18日参照）
3) 四元秀毅ほか：医療者のための結核の知識．第3版．医学書院．2008
4) 結核院内(施設内)感染対策の手引き 平成26年版 厚生労働省インフルエンザ等新興再興感染症研究事業「結核の革新的な診断・治療及び対策の強化に関する研究」，研究代表者 加藤誠也，平成26年3月
5) Centers for Disease Control and Prevention: Chapter 7: Tuberculosis Infection Control. Core Curriculum on Tuberculosis: What the Clinician Should Know. ⟨https://www.cdc.gov/tb/education/corecurr/pdf/chapter7.pdf⟩（2018年5月18日参照）
6) Centers for Disease Control and Prevention: Guidelines for preventing the transmission of Mycobacterium tuberculosis in health-care settings, 2005. MMWR Recomm Rep **54**(RR17): 1-141, 2005
7) Nardell EA: Transmission and Institutional Infection Control of Tuberculosis. Cold Spring Harb Perspect Med **6**(2): a018192, 2015
8) 感染症法に基づく結核の接触者健康診断の手引き（改訂第5版）．厚生労働科学研究（新型インフルエンザ等新興・再興感染症研究事業）．「地域における効果的な結核対策の強化に関する研究」，研究代表者：（公財）結核予防会結核研究所長 石川信克．研究分担者：山形県衛生研究所長 阿彦忠之，平成26年3月
9) Centers for Disease Control and Prevention: Testing Health Care Workers. ⟨https://www.cdc.gov/tb/topic/testing/healthcareworkers.htm⟩（2018年5月18日参照）

3 流行性ウイルス感染症と予防接種

医療施設においてヒト-ヒト伝播が問題となる流行性ウイルス感染症には，麻疹，水痘，風疹，流行性耳下腺炎，インフルエンザ，流行性角結膜炎などがある．いずれも感染力が強く，発症すれば重症化や死亡のリスクが生じるだけでなく，在院期間の延長や入院制限などにより病院経営に影響を与える．これらの多くは，ワクチン接種により発症や重症化を防ぐことが可能な感染症（vaccine preventable diseases：VPD）である．医療施設の職員は，職種にかかわらず，ワクチン接種によりVPDに対する免疫を獲得することが求められる．

A. 麻疹，水痘，風疹，流行性耳下腺炎

1. 免疫の獲得が推奨される理由

麻疹（measles），流行性耳下腺炎（mumps），風疹（rubella），水痘（varicella）（以下，MMRV）は子どもの病気であり，ワクチンで予防せずとも自然感染により終生免疫を得られればよいとの誤解はまだ根強い．しかし，医療施設で感受性者が感染した場合，下記のような問題が生じることから，職員はワクチン接種によりMMRVに対する免疫を獲得しておくことが強く望まれる．

- 感染力が強く，症状が出現する前から感染性が出現するため，知らない間に多数が曝露する．
- 一般的に成人は小児より重症化しやすい．また，乳幼児，妊婦，免疫不全患者が感染すると，感染した本人や胎児・新生児に重篤な状態を招く．
- 職員の就業制限や病棟閉鎖などによる多額の経済的損失につながる場合がある．

いずれのワクチンにも副反応が起こり得るが，自然感染に伴う合併症に比べると発生頻度も重症度も低く，ワクチン接種のメリットは副反応のデメリットを大きく上回る．MMRVの臨床症状，起こり得る合併症，ワクチンの副反応については後述する．また，MMRVに対するワクチンはいずれも生ワクチン*であり，胎児への影響を避けるため，妊娠中に接種することはできない．また，接種後2ヵ月間は避妊が必要とされている．

＊生ワクチン：生きた細菌やウイルスの病原性（毒性）を弱めた製剤．同じ種類の生ワクチンを2回接種する場合は，1回目の接種から4週間（中27日）以上の間隔をあけてから2回目を接種する．

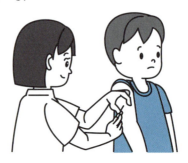

2. 免疫の獲得と確認

2回のワクチン接種によりほとんどの人がMMRVに対する長期的な免疫を獲得することができる．したがって，2回のワクチン接種歴があれば，抗体価を測定して，免疫の有無を確認する必要はない．抗体検査の必要性や解釈については，日本環境感染学会「医療関係者のためのワクチンガイドライン」を参照されたい[1]．職員のMMRVに対する免疫の有無は，曝露が発生したときに速やかに確認できる方法で記録しておくことがすすめられる．

3. 麻　疹 [2〜9]

病原体
- 麻疹ウイルス
- 2010年11月以降，国内に常在していた遺伝子型D5は認められておらず，2015年3月に世界保健機関西太平洋地域事務局は日本が麻疹の排除状態にあることを認定した．その後は，麻疹ワクチン未接種者や1回のみ接種した感受性者に海外由来型の麻疹ウイルスによる集団発生がみられている．

伝播経路
- 空気感染
- 鼻腔や咽頭分泌物との接触感染

潜伏期間
- 14日（範囲7〜21日）

感染性期間
- 発疹出現4日前〜発疹出現4日後

臨床症状
- 発熱や上気道症状を認めるカタル期（2〜4日間）を経て，いったん体温が1℃ほど下がった後に再び高熱と発疹※を認める発疹期（3〜5日間）に入り，回復期へと至る．
- 感染力は強く，感染すればほぼ100％が発症し，不顕性感染は無いとされる．

※頭部に現れ，全身にひろがる．はじめは扁平な赤い発疹がしだいに隆起し癒合する．風疹の発疹が「粉雪」と表現されるのに対し，麻疹の発疹は「ぼたん雪」と表現されることがある．

合併症
- 感染者の約30％に合併症が起こり，先進国でも麻疹による死亡事例がある．
- 麻疹肺炎と麻疹脳炎が麻疹による二大死亡原因である．脳炎は1,000〜2,000人に1人の割合で起こり，約1/3に障害が残り，約1/3が死亡する．乳児死亡例の60％が肺炎によるものであり，脳炎は思春期以降の死因となることが多い．
- 亜急性硬化性全脳炎（subacute sclerosing panencephalitis：SSPE）のリスクが生じる．SSPEは麻疹から回復後，7年ほど経過してから起こる予後不良の脳炎であり，2歳未満で罹患した場合のリスクが高い．米国，ドイツでは5歳未満の麻疹患者のうち1,300〜3,300人に1人の割合でSSPEが起こるとの報告がある．
- 妊娠中の感染で流産，死産の頻度が上昇する．

ワクチンの種類
- 生ワクチン

ワクチンの効果および副反応
- 生後12ヵ月で接種した児の95%、15ヵ月で接種した児の98%が抗体を産生する。この確率は麻疹単体、麻疹・風疹・ムンプス混合ワクチン（MMR）、麻疹・風疹・ムンプス・水痘ワクチン（MMRV）で変わらない。
- ほとんどの人において長期的に（おそらく生涯にわたり）予防効果が持続する。
- 一次性ワクチン不全*（primary vaccine failure：PVF）や二次性ワクチン不全*（secondary vaccine failure：SVF）により修飾麻疹*が起こることがある。
- 初回接種後に起こる副反応でもっとも頻度が高いのは発熱であり、発疹、蕁麻疹を認めることもあるが、2回目接種後の発生頻度は低い。
- 脳炎・脳症が100万～150万人に1人以下の頻度で報告されているが、ワクチンとの因果関係が不明なケースも含まれる。

曝露後対応
- 感受性者は曝露後72時間以内にワクチン接種を行う。
- 生ワクチンの接種ができない1歳未満の乳児、妊婦、免疫不全患者などは、曝露後6日以内に免疫グロブリンの投与で発症や重症化を予防できる可能性がある。
- 麻疹に対する免疫のない職員は、上記の曝露後対応の有無にかかわらず、最初の曝露から5日目～最後の曝露から21日目まで就業制限を行う。

4. 風　疹 [10～14]

病原体
- 風疹ウイルス

伝播経路
- 飛沫感染
- 気道分泌物との接触感染

潜伏期間
- 14～17日（範囲14～21日）

感染性期間
- 発疹出現の1週間前～4日後
- 先天性風疹症候群（congenital rubella syndrome：CRS）の乳幼児は生後1年くらいまで大量のウイルスを咽頭分泌物や尿中に排泄する。

臨床症状
- 発熱、淡い紅色の小さな発疹*、リンパ節腫脹（とくに耳介後部、後頭部、頸部）を認める。リンパ節の腫脹は、発疹出現の数日前から現れる。
- 半数ほどで発熱を認めない。不顕性感染が15～30%程度存在する。

合併症
- 基本的に予後は良好である。まれに血小板減少性紫斑病（3,000～5,000人に1

---

*一次性ワクチン不全（PVF）：ワクチン接種により十分な免疫を獲得できないこと（麻疹の場合は約5%）

*二次性ワクチン不全（SVF）：ワクチン接種により獲得した免疫が時間の経過に伴い減衰すること。集団のワクチン接種率が高い状態で維持されると、市中で病原体（麻疹の場合は麻疹ウイルス）に曝露する機会が減り、ブースター効果が得られないために免疫が弱まりSVFが起こりやすくなる。

*修飾麻疹：PVFやSVFなどにより、免疫が不十分な状態で麻疹ウイルスに感染した場合に起こり、通常の麻疹に比べ潜伏期間が長く（14～20日）、前駆症状がない、または軽微、コプリック斑がみられない、発疹が癒合しないなどの特徴がみられる。一般的に軽症であり、感染力も弱い。

*典型的には顔や頸部から全身にひろがる癒合していない発疹。だが、成人では紫斑や麻疹のように癒合する発疹を認めるケースもある。

人), 急性脳炎(4,000〜6,000人に1人)などの合併症が起こる. 成人の5〜30％に関節炎がみられることがあるが多くは一過性である.
- 妊娠20週頃までに感受性のある妊婦が風疹ウイルスに感染すると, 胎児にCRSが出現することがある. これが風疹感染のもっとも大きな問題である. CRSのリスクは妊娠直前から8〜10週までが最大であり, CRS症例の約90％はこの時期の感染による. CRSの3大症状は, 先天性心疾患(動脈管開存症が多い), 難聴(高度難聴が多い), 白内障である. これら以外に, 網膜症, 肝脾腫, 血小板減少, 糖尿病, 発育遅滞, 精神発達遅滞, 小眼球など多岐にわたる症状が現れる.

ワクチンの種類
- 生ワクチン

ワクチンの効果および副反応
- 単体で接種した場合, 1歳以上の95〜100％が抗体を産生する. 通常は, 麻疹・風疹混合(MR)ワクチン(海外ではMMRまたはMMRVワクチン)として2回接種する.
- 約10％に初回接種後2週間以内に発熱を認める. 頻度はさらに低いが発疹が出現することもある. 2回目の接種後はこれらの副反応が起こる確率はきわめて低い. 脳炎・脳症が100万〜150万人に1人以下の頻度で報告されているが, ワクチンとの因果関係が不明なケースが含まれる.

曝露後対応
- 感染や発症予防に効果的な対策はない.
- 風疹に対する免疫のない職員は, 最初の曝露から7日目〜最後の曝露から21日目まで就業制限を行う.

5. 水 痘[15〜17)]

病原体
- 水痘帯状疱疹ウイルス(varicella-zoster virus：VZV)

伝播経路
- 空気感染(エアロゾル化された水疱液や気道分泌物の吸入)
- 水疱液や気道分泌物との直接接触

潜伏期間
- 14〜16日(範囲10〜21日)

感染性期間
- 発疹出現前の1〜2日前から水疱が痂疲化するまで(通常発疹出現から5日後)
- 痂疲に感染性はない.

臨床症状
- 通常は軽症である.
- 強い搔痒感を伴う発疹が全身に現れ, 紅斑, 丘疹, 水疱へと短時間のうちに変

- わり，痂疲化する．
- 数日のあいだ，全身倦怠感や38℃前後の発熱を認めることもある．

[合併症]
- 15歳以上と1歳以下で合併症のリスクが高まる．
- 主な合併症には，*Staphylococcus*（ブドウ球菌）や*Streptococcus*（連鎖球菌）による皮膚の細菌感染，脱水，肺炎，無菌性髄膜炎や脳炎などの中枢神経合併症がある．
- 死亡リスクは1〜14歳で10万人あたり1人，15〜19歳で約3人，30〜49歳は約25人である．分娩5日前から分娩後2日に水痘を発症した母親から生まれた新生児の死亡率は30％と高く，母体からの移行抗体がないことが原因と考えられている．
- 妊娠20週までに感染した母親から出生した新生児には，低出生体重，四肢の形成不全，片側性皮膚瘢痕，部分的筋肉萎縮，脳炎，小頭症など先天性水痘症候群の症状がみられることがある．
- 免疫不全患者は出血性水痘，内臓播種性水痘などを起こし，重篤な経過をとることがある．

[ワクチンの種類]
- 生ワクチン

[ワクチンの効果および副反応]
- 1回の接種で12ヵ月から12歳の子どもの97％が抗体を産生する．13歳以上では1回接種後に約80％が抗体を産生し，4〜8週間後に2回目を接種すると99％が抗体を産生する．
- 2回接種が推奨されており，免疫は長期にわたり維持される．

[曝露後対応]
- 次の条件に該当する人が水痘に曝露した場合，免疫グロブリンを可能な限り曝露後早期（遅くとも10日目まで）に投与することで発症または重症化を予防できる可能性がある．
  ① 水痘免疫のない免疫不全患者
  ② 出産5日前から2日後の期間に水痘を発症した患者から生まれた新生児
  ③ 水痘免疫のない母親から28週以降に出生し，水痘に曝露した早産児
  ④ 母親の水痘免疫の有無にかかわらず，28週未満または出生時体重1,000g以下で生まれた早産児
  ⑤ 水痘に対する免疫のない妊婦
- 抗ウイルス薬（アシクロビル，バラシクロビルなど）を曝露7〜10日後に7日間投与すると発症または重症化予防に貢献するとの報告もある．
- 水痘に対する免疫のない職員は，最初の曝露から10日目〜最後の曝露から21日目まで就業制限を行う．

6. 流行性耳下腺炎（ムンプス）[18〜22]

病原体
- ムンプスウイルス

伝播経路
- 飛沫感染
- 唾液との接触感染

潜伏期間
- 16〜18日（12〜25日）

感染性期間
- 耳下腺腫脹の2日前から5日後まで
- 約30%は不顕性感染であるが，感染性を発揮する．

臨床症状
- 片側または両側の唾液腺の腫脹や圧痛，嚥下痛，発熱が主症状であり，通常は1〜2週間で軽快する．

合併症
- 顕性感染例の1〜10%に無菌性髄膜炎がみられるが，一般的に予後良好である．
- 脳炎は1%程度に起こり，後遺症や死亡に至る場合がある．
- ムンプス難聴が1,000人に1人の割合で起こる．
- 思春期以降に罹患した場合，精巣炎が20〜40%，卵巣炎が5%に起こる．多くは一側性で不妊に至るのはまれだが，精巣炎には強い痛みを伴い，入院を要する例も多い．
- 妊娠初期の感染で自然流産のリスクが上がる．

ワクチンの種類
- 生ワクチン

ワクチンの効果および副反応
- 1回の接種で90〜95%の抗体陽転率を認めるが，WHOは長期的な予防効果を得るために2回接種を推奨している．
- 接種から3週間前後に発生する一過性の耳下腺腫脹が2〜3%にみられるが，感染性はない．
- 一過性の軽度な発疹や紫斑がみられることもある．
- おたふくかぜ単独ワクチン接種後に2,000〜2,500人に1人の割合で無菌性髄膜炎がみられる．
- 脳炎・脳症，感音性難聴，血小板減少性紫斑病，精巣炎，膵炎等の重篤な副反応が起こる確率は0.1%未満である．

曝露後対応
- 感染や発症予防に効果的な対策はない．
- ムンプスに対する免疫のない職員は，最初の曝露から12日目〜最後の曝露から26日目まで就業制限を行う．

B. 季節性インフルエンザ[23～31]

病原体
- インフルエンザウイルス(ヒトに感染するA～C型のうち,季節性インフルエンザとして毎年流行するのはA型およびB型である)

伝播経路
- 咳,くしゃみ,会話などの際に生じる飛沫に含まれるインフルエンザウイルスが付近にいるヒトの眼,鼻,口腔粘膜に付着するか吸入されることによる飛沫感染が主要な感染経路である.
- 頻度は低いが,インフルエンザウイルスで汚染された環境表面に触れた後,眼や口元に触れることで接触感染が起こることもある.
- エアロゾルを大量に排出する処置(心臓マッサージ,気管挿管など)の場面では,一時的にインフルエンザウイルスが空気中を浮遊し,空気感染が起こり得る.

潜伏期間
- 平均2日(範囲1～4日)

感染性期間
- 成人は発症後3～5日程度,小児は7～10日間程度(ただし,免疫不全の場合は長期化)

臨床症状
- 発熱,頭痛,全身倦怠感,筋肉痛関節痛が生じ,続いて咳や鼻汁などの上気道症状が出現し,約1週間で軽快する.

合併症
- 高齢者,呼吸器,循環器,腎臓の慢性疾患,糖尿病などの代謝疾患,免疫不全患者では,重症化しやすく,細菌性肺炎を合併するなどして入院期間の延長や死亡リスクが生じる.
- 小児では中耳炎の合併,熱性痙攣や気管支喘息の誘発がみられる.また,年間50～200例のインフルエンザ脳症が報告されており,死亡率は10～30％にのぼる.
- 妊婦では重症な合併症や入院のリスクが高まる.

ワクチンの種類
- 不活化ワクチン＊.

ワクチンの効果および副反応
- インフルエンザワクチンには次の効果が期待される.ただし,実際に得られる効果は接種対象者の背景(年齢や健康状態)およびインフルエンザワクチン製造株と実際に流行しているインフルエンザウイルスがどの程度一致しているかに影響を受ける.
  ① インフルエンザの発症予防
  ② 合併症の予防

＊**不活化ワクチン**:殺処理を行い病原性を失ったウイルスや細菌を用いた製剤.同じ種類の不活化ワクチンを2回接種する場合は,1週間(中6日)以上の間隔をあけてから2回目を接種する.

③ 心疾患のある患者に対し，急性冠症候群，心不全の発生頻度や入院リスクを低下
④ 糖尿病や慢性肺疾患のある患者に対し，入院リスクを低下
⑤ 妊娠・産褥期における急性呼吸器感染症を半減し，移行抗体により生後数ヵ月間は新生児におけるインフルエンザリスクを半減
⑥ 小児の死亡リスクが大幅に減少
⑦ 死亡・集中治療の必要性・ICU在室日数・入院期間の減少
⑧ 集団の接種率上昇により，新生児，幼児，高齢者，慢性疾患患者などのハイリスク群の感染リスク低減

- 副反応としては，接種部位の発赤，腫脹，疼痛が10〜20％に生じる．発熱，頭痛，悪寒，倦怠感などの全身症状は5〜10％に現れる．いずれも接種後2〜3日で消失する．ショックやアナフィラキシー様症状の報告がごくまれにあるがインフルエンザワクチン接種との関連は明らかではない．
- 米国予防接種諮問委員会（ACIP）は妊婦に対する接種を推奨している．

ワクチンの接種回数，時期および方法

- インフルエンザワクチンは，毎年接種する必要がある．これはA型ウイルスの抗原性が**連続抗原変異（antigenic drift）**により，毎年少しずつ変化するためである．
- ワクチンを接種後，抗体が産生されるまでに約2週間を要するため，10月末頃までに接種するのが望ましい．接種回数についてACIPは，6ヵ月以上8歳以下の子どもの場合，初めて接種する年は2回，その後は年1回．また，9歳以上は年1回を推奨している．世界保健機関（WHO）も9歳以上の小児および健康成人は1回を推奨している．これに対して日本は，13歳未満は年2回，13歳以上は年1回としている．
- 接種方法は，海外では筋肉内注射が一般的であるが，日本では原則的に皮下注射で投与されている．筋肉内注射のほうが皮下注射に比べて**免疫原性***が良好で，接種部位の腫脹や硬結などの局所的な副反応も少ないことが知られている．日本で筋肉内注射が行われない背景には，1970年代にpHが低く，浸透圧が高い解熱薬や抗菌薬などの薬剤を筋肉内注射することにより大腿四頭筋拘縮症が約3,600名に発生したことがあるが，現代のワクチンのpHは中性に近く，浸透圧も生理食塩水と変わらない．

***免疫原性**：抗原に対する抗体産生や細胞性免疫を誘導する性質

曝露後対応

- 抗インフルエンザ薬を予防的に投与することについては賛否両論ある．
- インフルエンザウイルスに曝露した患者がいる場合は，合併症を起こすリスクをもつ患者を中心に抗インフルエンザ薬の予防投与の必要性を検討する．
- 予防投与を行う場合は，曝露後48時間以内に開始する．

C. 流行性角結膜炎 [32, 33]

流行性角結膜炎(epidemic keratoconjunctivitis：EKC)は，主にD群アデノウイルスにより起こる急性の結膜炎である．眼の異物感，眼脂の増加，眼瞼結膜の充血などの症状が急に出現するのが特徴である．発症者の眼の分泌物で汚染された手指や医療器具(眼圧計など)，点眼薬，タオルなどを介して感染する．潜伏期間は5～12日である．非常に感染力が強く，集団感染により病棟閉鎖を余儀なくされることもある．感染性は，潜伏期間の終わり頃から発症後14日間ほど続く．EKCを疑う症状のある職員は，速やかに眼科を受診し，症状を認めなくなるか眼科医により感染性がないと判断されるまでの期間，就業停止とすることが望ましい．就業停止が難しい場合は，点眼をはじめ，顔面に接触するような処置には従事せず，免疫不全患者や乳幼児は受けもたないなど，業務を制限することを検討する．EKC患者と接触した後に，感染や発症を防ぐための有効な手段はない．接触者は潜伏期間を経て，眼の異常が出現しないことを確認し，出現した場合は速やかに眼科を受診する[5]．

column 帯状疱疹と単純(口唇)ヘルペス [34～36]

帯状疱疹と単純ヘルペスは，医療施設において患者にも職員にもしばしばみられるウイルス性疾患である．

帯状疱疹は，水痘帯状疱疹ウイルス(varicella-zoster virus：VZV)に感染後，脊髄後根神経節，脳神経節に潜伏感染しているVZVが再活性化し，神経支配領域に疼痛を伴って水疱が出現する疾患である．合併症として，発症後約90日間持続する強い限局性疼痛である帯状疱疹後神経痛(post herpetic neuralgia：PHN)が起こることがある．水痘ワクチンの接種は，発症やPHNのリスクを低減する．2016年3月に阪大微研が製造する乾燥弱毒生水痘ワクチン「ビケン」について，「50歳以上の者に対する帯状疱疹の予防」に対する「効能・効果」が追加承認された．ワクチンの効果は，8～10年程度持続すると考えられている．ただし，水痘ワクチンは生ワクチンであるため帯状疱疹を起こすリスクが高い免疫不全患者に接種することができない．免疫不全患者に使用可能なサブユニットワクチン*は，2018年3月に国内でも製造販売が承認された．

水痘に対する免疫をもたない場合，帯状疱疹患者との接触で水痘感染が起こるリスクは約20%である．帯状疱疹を発症した職員は，皮膚病変をガーゼや衣服で覆うことが可能で，妊婦や免疫不全患者など合併症のハイリスク患者と直接接触しない場合，就業制限を行う必要はない．ハイリスク患者と直接接触する場合は，就業制限の必要性について個別に判断する．皮膚病変をガーゼや衣服で完全に覆うことができない場合や，播種性帯状疱疹を起こしている場合は，すべての病変が痂皮化するまで就業停止とすることが望ましい．

単純(口唇)ヘルペスは，単純ヘルペスウイルス1型(herpes simplex virus

＊**サブユニットワクチン**：ウイルス蛋白の一部を用いて製造され，免疫獲得に要する抗原のみ含むワクチン

type 1：HSV-1）による疾患であり，口腔内や口唇またはその周囲に痛みを伴う水疱を形成する．水疱が痂疲化するまでは感染性がある．ただし，HSVが感染するには，病変部位が粘膜に直接接触する必要があるため，通常の診療やケアを通してHSVが伝播することはまれである．したがって口唇ヘルペスのある医療従事者は，手で病変部位に触れないようにする．そのために，マスクを着用したり，病変部位を被覆するなどの対応を行う．

引用文献

1) 日本環境感染学会，ワクチンに関するガイドライン改訂委員会：医療関係者のためのワクチンガイドライン．第3版．〈http://www.kankyokansen.org/modules/publication/index.php?content_id=10〉
2) Heymann DL（ed）: Measles. Control of communicable diseases manual, 20th ed, p.389-397, American Public Health Association, 2015
3) World Health Organization: Monitoring progress towards measles elimination. Wkly Epidemiol Rec **85**（49）: 490-494, 2010
4) 国立感染症研究所：麻疹とは．2017年6月改訂．〈https://www.niid.go.jp/niid/ja/kansennohanashi/518-measles.html〉（2018年6月13日参照）
5) Schönberger K, et al: Epidemiology of subacute sclerosing panencephalitis（SSPE）in Germany from 2003 to 2009: a risk estimation. PLoS One **8**: e68909, 2013
6) Wendorf KA, et al: Subacute Sclerosing Panencephalitis: The Devastating Measles Complication that Might be More Common than Previously Estimated: a risk estimation. Clin Infect Dis **65**（2）: 226-232, 2017
7) European Center for Disease Prevention and Control. Epidemiological update: Measles - monitoring European outbreaks, 4 August 2017. 〈https://ecdc.europa.eu/en/news-events/epidemiological-update-measles-monitoring-european-outbreaks-4-august-2017〉（2018年6月13日参照）
8) Yasunaga H, et al: Measles-related hospitalizations and complications in Japan, 2007-2008. Intern Med **49**（18）: 1965-1970, 2010
9) 厚生労働省：麻疹について．〈http://www.mhlw.go.jp/seisakunitsuite/bunya/kenkou_iryou/kenkou/kekkaku-kansenshou/measles/index.html〉（2018年6月13日参照）
10) 国立感染症研究所：風疹とは．2013年5月7日改訂．〈https://www.niid.go.jp/niid/ja/encycropedia/392-encyclopedia/430-rubella-intro.html〉（2018年6月13日参照）
11) 国立感染症研究所：先天性風疹症候群とは．2013年5月．〈https://www.niid.go.jp/niid/ja/diseases/ha/rubella/392-encyclopedia/429-crs-intro.html〉（2018年6月13日参照）
12) Rubella vaccines: WHO position paper. Weekly epidemiological record **29**（86）: 301-316, 2011
13) CDC: The Pink Book. Epidemiology and Prevention of Vaccine-Preventable Diseases. Rubella. 〈https://www.cdc.gov/vaccines/pubs/pinkbook/rubella.html〉（2018年6月13日参照）
14) Heymann DL（ed）: Rubella. Control of communicable diseases manual, 20th ed, p.527-532, American Public Health Association, 2015
15) 国立感染症研究所：水痘とは．〈https://www.niid.go.jp/niid/ja/diseases/sa/varicella/392-encyclopedia/418-varicella-intro.html〉（2018年6月13日参照）
16) Heymann DL（ed）: Varicella/Herpes Zoster. Control of communicable diseases manual, 20th ed, p.669-675, American Public Health Association, 2015
17) Centers for Disease Control and Prevention: Varicella. The Pink Book. Epidemiology and Prevention of Vaccine-Preventable Diseases. 〈https://www.cdc.gov/vaccines/pubs/pinkbook/varicella.html〉（2018年6月13日参照）
18) Heymann DL（ed）: Mumps. Control of communicable diseases manual, 20th ed, p.419-427, American Public Health Association, 2015
19) 国立感染症研究所：おたふくかぜの自然感染とワクチン接種後の無菌性髄膜炎の発生について．IASR **34**（8）: 230-231, 2013
20) 国立感染症研究所：おたふくかぜワクチンについて．IASR **37**（10）: 201-202, 2016
21) 野口雄史ほか：ホントに必要？ おたふくかぜワクチン．小児感染免疫 **26**（4）: 509-516, 2014
22) World Health Organization: Position Paper. Mumps

23) CDC: Vaccine Effectiveness - How Well Does the Flu Vaccine Work?〈https://www.cdc.gov/flu/about/qa/vaccineeffect.htm〉(2018年6月13日参照)

24) 厚生労働省：平成29年度インフルエンザQ&A.〈http://www.mhlw.go.jp/bunya/kenkou/kekkaku-kansenshou01/qa.html〉(2018年6月13日参照)

25) Neuzil K, et al: Impact of Influenza on Acute Cardiopulmonary Hospitalizations in Pregnant Women. Am J Epidemiol **148**: 1094-1102, 1998

26) Irving WL, et al: Influenza virus infection in the second and third trimesters of pregnancy: a clinical and seroepidemiologic study. Br J Obstet Gynaecol **107**: 1282-1289, 2000

27) CDC: Prevention and Control of Seasonal Influenza with Vaccines: Recommendations of the Advisory Committee on Immunization Practices—United States, 2017-18 Influenza Season. MMWR Recomm Rep **66**(2): 1-20, 2017

28) Zuckerman JN: The importance of injecting vaccines into muscle. BMJ **321**(7271): 1237-1238, 2000

29) 日本小児科学会筋拘縮症委員会：筋拘縮症に関する報告書. 日小児会誌 **87**: 1067-1105, 1983

30) 日本小児科学会，予防接種・感染症対策委員会：小児に対するワクチンの筋肉内接種法について，2015年5月18日.〈https://www.jpeds.or.jp/uploads/files/20150519_kinnnikunaisesshu.pdf〉(2018年6月13日参照)

31) CDC: Antiviral agents for the treatment and chemoprophylaxis of influenza: recommendations of the Advisory Committee on Immunization Practices (ACIP). MMWR Recomm Rep **60**(1): 1-24, 2011

32) 神森惠美子ほか：流行性角結膜炎(EKC)流行事例と予防対策. 環境感染 **21**(Suppl): 190, 2006

33) Heymann DL(ed): Keratoconjunctivitis. Control of communicable diseases manual, 20th ed, p.127-128, American Public Health Association, 2015

34) NHS Plus, Royal College of Physicians, Faculty of Occupational Medicine: Varicella zoster virus: Occupational aspects of management. A national guideline. RCP, 2010

35) 国立感染症研究所：帯状疱疹ワクチン ファクトシート，平成29年2月10日.〈http://www.mhlw.go.jp/file/05-Shingikai-10601000-Daijinkanboukouseikagakuka-Kouseikagakuka/0000151542.pdf〉(2018年6月13日参照)

36) Heymann DL (ed): Herpesvirus Disease. Control of communicable diseases manual, 20th ed, p.275-284, American Public Health Association, 2015

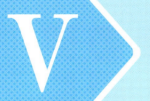

V 洗浄，消毒，滅菌

***再生処理**：使用済みの医療器具を洗浄し，消毒あるいは滅菌する工程

医療器具には，**単回使用医療器具**（single-use device：SUD）と**再生処理***後に使用可能な医療器具（リユース器具）がある．本章では，リユース器具の再生処理工程を中心に解説する．

A. 再処理工程の選択

1968年に**スポルディング**（Spaulding）は，医療器具を使用部位や使用方法に関連した感染リスクに基づいてクリティカル（高リスク），セミクリティカル（中間リスク），ノンクリティカル（低リスク）に分類し，それぞれのリスクに応じた**再処理工程**を指定した[1]（**表V-1**，**図V-1**）．現在もこの分類法を参考にしながら再生処理工程が選択される（**表V-2**）が，いくつかの問題点も指摘されている（☞ column）．

表V-1 スポルディング分類と再処理工程

分類	説明	推奨される再処理工程
クリティカル（高リスク）	無菌組織や血管に挿入するもの	滅菌
セミクリティカル（中間リスク）	粘膜または正常でない皮膚に接触するもの	高水準または中水準消毒
ノンクリティカル（低リスク）	健常な皮膚に接触するもの	低水準消毒または洗浄

[Rutala WA, et al: Healthcare Infection Control Practices Advisory Committee. Guideline for disinfection and sterilization in healthcare facilities, 2008. 〈https://www.cdc.gov/infectioncontrol/pdf/guidelines/disinfection-guidelines.pdf〉（2018年6月13日参照）より引用]

スポルディング分類の問題点

スポルディングの分類法は，検査などで知られている感染の有無ではなく，医療器具の使用部位や用途に依存する感染リスクに基づいて処理工程を選択する方式である．この分類法を用いると効率的に再処理工程を選択することができる一方で，単純化しすぎたことによる問題点もある．例えば，ノンクリティカルに分類される器具には，排泄介助器具など，使用後の状況によっては感染源となり得るものが含まれる．したがってこれらの器具には熱水を用いた高水準消毒が行われるのが一般的である．また，有機物で汚染されることがある複雑な構造をもつ軟性内視鏡は，粘膜に接するセミクリティカル器具に分類され，高水準消毒が行われるが，残存した病原体による感染リスクが懸念されている．

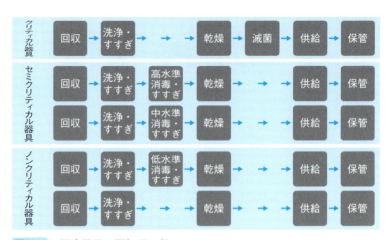

図V-1 医療器具の再処理工程

[Rutala WA, et al: Healthcare Infection Control Practices Advisory Committee. Guideline for disinfection and sterilization in healthcare facilities, 2008.〈https://www.cdc.gov/infectioncontrol/pdf/guidelines/disinfection-guidelines.pdf〉(2018年6月13日参照)より引用]

表V-2 スポルディング分類に基づく使用済み器具等の処理法

分　類	使用部位・用途など	具体例	処理法
クリティカル（高リスク）	無菌の組織や血管に挿入	埋め込み器具，メス，他の手術用器具，歯内療法器具（リーマー，ファイルなど）	洗浄後，滅菌
セミクリティカル（中間リスク）	粘膜に直接または間接的に接触	軟性内視鏡本体，喉頭鏡，人工呼吸器回路，蘇生バッグ	洗浄後，高水準消毒（耐熱・耐湿性のものは熱水消毒を第一選択とする）
		眼圧計のチップ，スリーミラーなどのレンズ類	洗浄後，中水準消毒（適合する消毒法をメーカーに確認する）
		体温計，超音波プローブ，搾乳器，吸引瓶，酸素加湿器	洗浄後，中〜低水準消毒（耐熱・耐湿性のものは熱水消毒）
		アンプル，バイアル膜面	アルコール消毒
ノンクリティカル（低リスク）通常は感染源となりにくいため，洗浄と乾燥が処理の基本である．ただし，一部の器具（便器・尿器，リネンなど）は状況により感染源となり得るため，熱水消毒または中〜低水準消毒が求められている．	正常な皮膚のみに接触	血圧計マンシェット，聴診器膜面，氷枕，便座，浴槽，入浴用ストレッチャー，洗面器，膿盆，保育器，おもちゃ，診察台，車椅子など	洗浄・乾燥（洗えないものは，低水準消毒か，消毒面積が狭いものはアルコールによる清拭消毒を代用）
	消毒が求められるノンクリティカル器具	便器，尿器などの排泄介助用器具	ベッドパンウォッシャーを使った熱水消毒または中〜低水準消毒薬への浸漬
		リネン	80℃10分以上の熱水消毒または中〜低水準消毒薬への浸漬
		食器，哺乳瓶，乳首，経腸栄養投与セット	食器洗浄器などを使った熱水消毒または次亜塩素酸ナトリウム溶液への浸漬
	手で頻繁に触れる環境表面	点滴スタンド，ベッド柵，ドアノブ，コンピュータキーボード，医療機器のスイッチやタッチパネルなど	1日1回以上の水拭きまたは低水準消毒薬による清拭消毒
	皮膚に直接触れない環境表面	床，壁など	日常清掃

[Rutala WA, et al: Healthcare Infection Control Practices Advisory Committee. Guideline for disinfection and sterilization in healthcare facilities, 2008.〈https://www.cdc.gov/infectioncontrol/pdf/guidelines/disinfection-guidelines.pdf〉(2018年6月13日参照)をもとに著者作成]

B. 再処理工程の中央化

現在は，器具の回収から払い出しまでを一括管理する中央処理システムを導入する医療施設が増えている．中央処理システムは，洗浄時の環境汚染防止，作業者の安全確保，業務の効率化，コスト削減，品質向上につながることから積極的に導入することがすすめられる．

C. 使用済み医療器具の回収と搬送

血液や体液で汚染された医療器具は手袋を装着して取扱い，着衣や環境を汚染しないようビニール袋やコンテナなど密閉可能な容器に入れて搬送する[2]．また，未使用の医療器具は，使用済みの医療器具に触れないように搬送する．

D. 血液，体液の固着予防

使用済みの医療器具に付着した血液や体液が乾燥し固着することを防ぐために，使用後は速やかに洗浄を行うのが理想的である．これが難しい場合は，①水ですすぐか水を溜めた容器などに浸漬する，②予備洗浄剤を噴霧する，③酵素系洗浄液に浸漬する，などの方法がある[3]．①は手軽に行うことができるが，水ですすぐ際に生じる飛沫への曝露を防ぐために作業者は手指，体幹，顔面を覆う個人防護具（PPE）を着用する必要がある．また環境の汚染を防ぐために，シンク付近に清潔物品を置かないことや水はね防止板を設置するなどの対策を講じる．②は濃度や温度管理が不要であり，①と同様に簡便であるが，まんべんなく洗浄剤を塗布する技術を要する．とくに細管構造をもつ器材には不向きである．さらに，作業者が薬液を吸入したり，汚染が激しい器材に噴霧した場合に，はね返りによる汚染が発生するおそれがあるため，PPEを着用して実施する．③はもっとも効果的であるが，適切な濃度や温度管理を要する．いずれの方法にもメリットとデメリットがあることを理解したうえで選択する．

E. 洗　浄

洗浄とは，医療器具，環境表面，皮膚などから，有機物や汚物を物理的に除去することを指す[1]．消毒や滅菌を要する医療器具は，消毒，滅菌の前に必ず洗浄を行う．洗浄を行わない医療器具が消毒薬と接触すると血液中の蛋白質が凝固して固着し，消毒効果が阻害されるためである．効果的な洗浄を行えば，器械表面の細菌数を平均4 log以上減らすことができる（☞ keyword p.100）[1]．

医療器具の表面から有機物に含まれる微生物を除去するには，洗浄剤の化学的作用と機器に対して加えられる物理的作用が必要である．洗浄剤の主成分は，①

界面活性剤，②界面活性剤の洗浄作用を補助するビルダー，③蛋白，多糖類，油脂を分解する酵素であり，pHに基づいて3種類に分けられる[3]（**表V-3**）．洗浄剤を使用する際は，製造元が推奨する濃度で調整し，温度と浸漬時間の管理を行う．物理的作用として，用手によるブラシ洗浄，超音波洗浄，ウォッシャーディスインフェクターの水流などを用いる．有機物が固着している場合は，器材を酵素洗剤に浸漬してから洗浄する．鉗子のボックスロック部など汚れが落ちにくい部分はブラシでこすり落とす．ブラシ洗浄の洗浄効果は高いが，有機物を含んだ水のはね返りによる作業者への感染リスクを伴う．水のはね返りを最小限にするために，洗浄液を溜めた容器の中でブラッシングを行う．また，作業者は防水ガウン（またはエプロンと袖カバー），マスク，ゴーグル，手袋（鋭利器材が貫通しにくく，長めのもの），キャップなどの個人防護具（PPE）を着用する（**図V-2**）．血液などの液体や鋭利器材から足を守るために，履物は防水性があり，足全体を覆うことができるものが望ましい．シューカバーを着用するのもよい[2]．

洗浄した器材は十分にすすぎ，洗浄後に消毒や滅菌を必要としない器材は，汚染器材と接触せず，洗浄時の水はねで汚染されない清潔な場所に保管する．洗浄に用いたスポンジなどの洗浄用具は廃棄するか，洗浄後に乾燥させて定期的に新品と交換する．湿った状態では緑膿菌などのグラム陰性桿菌が増殖する可能性がある．網タワシはスポンジに比べると乾燥が容易である．

病棟や外来の汚物室で洗浄作業が発生する場合，作業者の体液曝露を防ぐため

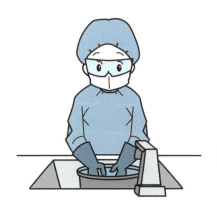

図V-2　洗浄時の個人防護具の着用例
洗浄時に飛沫を浴びないよう，溜めた水中にて静かに洗浄する．個人防護具の着用が重要．

> **対数減少値**（log reduction value）
> 洗浄や消毒後，器械表面に残った微生物（通常は細菌）の割合を常用対数に負号を付けて表した値．
> 　　　　−1 log→細菌数が10分の1（90％減少）
> 　　　　−2 log→細菌数が100分の1（99％減少）
> 　　　　−3 log→細菌数が1,000分の1（99.9％減少）
> 　　　　−4 log→細菌数が10,000分の1（99.99％減少）
> 　　　　−5 log→細菌数が100,000分の1（99.999％減少）

表V-3　主な洗浄剤の種類と特徴

中性酵素系洗浄剤 ($6 \leq pH \leq 8$)	弱アルカリ性酵素系洗浄剤 ($8 < pH < 11$)	アルカリ性洗浄剤 ($11 \leq pH$)
・両性界面活性剤と酵素の作用で汚れを可溶化*し，洗浄効果を高める． ・皮膚に対しては刺激が少なく，器材を浸漬して行う用手洗浄に適している． ・金属腐食性がない． ・超音波洗浄に使用する場合は，無泡性または低泡性の製品を選ぶ．	・低温でも安定して高い洗浄効果を発揮する． ・汚れが激しい場合や有機物が固着している器材の洗浄に向いている． ・アルミニウム，アルマイト，真ちゅう，銅に対する腐食作用がある． ・超音波洗浄に使用する場合は，無泡性または低泡性の製品を選ぶ．	・血液や蛋白質に対する洗浄力が優れている． ・アルミニウム，アルマイト，真ちゅう，銅に対する腐食作用がある． ・皮膚に付着すると炎症を起こすことがあるため用手洗浄には向かない． ・一般的にウォッシャーディスインフェクターに用いられる（無泡性の洗浄剤を使用する）．

*可溶化：界面活性剤の作用の1つであり，ある液体（例：水）に本来溶け込まない物質（例：油）を均一に分散させて溶かすこと

［伏見　了ほか：洗浄・消毒・滅菌の基本と具体策，ヴァンメディカル，2008より引用］

に，卓上自動洗浄消毒器やベッドパンウォッシャーなどを積極的に導入することがすすめられる．

F. 消　毒

消毒とは，医療器具，環境表面，皮膚から有害な微生物または目的とする対象微生物だけを殺滅することをいう[1]．消毒法はさまざまな角度から分類することが可能だが，スポルディング分類に基づくと，高水準消毒，中水準消毒，低水準消毒に分類される（表V-4）．

1. 消毒薬の種類

消毒薬には，物品などに使用する非生体消毒薬（disinfectant）と，人体に使用

表V-4　スポルディング分類に基づく消毒水準

高水準消毒	・少数の芽胞を除き，すべての微生物を殺滅する． ・消毒薬を用いる化学的消毒法と熱水などを用いる物理的消毒法がある． ・物理的消毒法には人体毒性がないため，耐熱・耐湿性の器具は可能な限り物理的消毒法を選択することが推奨されている[1]．
中水準消毒	・芽胞を除き，結核菌，栄養型細菌，ほとんどのウイルス，ほとんどの真菌を殺滅する． ・中水準消毒薬を用いるが，耐熱・耐湿性の器具であれば物理的消毒法（熱水）を選択する．
低水準消毒	・ほとんどの栄養型細菌，一部のウイルス，一部の真菌を殺滅する． ・低水準消毒薬を用いるが，耐熱・耐湿性の器具であれば物理的消毒法（熱水）を選択する．

［Rutala WA, et al: Healthcare Infection Control Practices Advisory Committee. Guideline for disinfection and sterilization in healthcare facilities, 2008.〈https://www.cdc.gov/infectioncontrol/pdf/guidelines/disinfection-guidelines.pdf〉（2018年6月13日参照）をもとに著者作成］

する生体消毒薬(antiseptic)がある．前者は，細菌芽胞を除くすべて，または多数の病原微生物を殺滅し，後者は皮膚や粘膜表面の病原微生物数を減らすために使用される(表V-5，V-6)[1]．

表V-5 医療施設で使われる主な消毒薬の適用と使用上の注意点（濃度，適応の詳細について製品の添付文書を確認の上，使用する）

水準	分類	消毒薬	適用	使用例および使用時の濃度	注意点
高水準消毒薬	過酢酸	—	非生体消毒	主に内視鏡自動洗浄器や透析機械の消毒	・銅，鉛，亜鉛，真ちゅうに腐食作用がある． ・環境に対する毒性がない． ・刺激臭や皮膚への刺激があるため，十分な換気をし，PPEを着用して取り扱う．
	アルデヒド系	グルタラール フタラール	非生体消毒	加熱処理できないセミクリティカル器具(軟性内視鏡など)の消毒 日本では，経尿道的に使用する器具，超音波白内障手術器具へのフタラールの使用が禁止されている．	・グルタラールの蒸気吸入による結膜炎，鼻炎，喘息，接触による皮膚炎の報告がある．フタラールは残存した有機物，皮膚などに接触すると接触部分が灰色に変色する． ・作業者はマスク，ゴーグル，ガウンを装着し，十分な換気を行う． ・器具に残留しないよう十分にすすぐ．
中水準消毒薬	次亜塩素酸系	次亜塩素酸ナトリウム	主に非生体消毒	器具・環境表面：200～600 ppm(0.02～0.06%)溶液に数分間浸漬または清拭 血液汚染(数滴の血液)：500～600 ppm(0.05～0.06%)溶液で清拭 血液汚染(多量)：5,000～10,000 ppm(0.5～1%)溶液で清拭	・粘膜刺激性があるため，換気のよいところでマスクを付けて取り扱う． ・金属を腐食する．
	アルコール系	消毒用エタノール イソプロパノール	生体および非生体消毒	注射・採血部位の皮膚消毒，体温計，聴診器の清拭，薬液調剤前の処置台の清拭など：70～90 v/v%	・アルコール綿の容器の蓋は常に閉めておき，揮発を防ぐ．アルコールの継ぎ足しは行わず，毎日交換する． ・単包品は揮発がなく，衛生的である． ・合成ゴム，合成樹脂，鏡器具，光学器具，塗装カテーテル等を浸漬すると変質する場合がある．
	ヨード系	ポビドンヨード	主に生体消毒	手術部位，中心静脈カテーテル刺入部位の皮膚消毒：10% 手術時手洗い：7.5%	・皮膚に塗布後，消毒効果が現れるまでに目安として2分以上待ってから穿刺を行う必要がある．
低水準消毒薬	クロルヘキシジン	クロルヘキシジングルコン酸塩液	生体消毒	結膜：0.05%以下 手指，手術部位の皮膚：0.1～0.5%	・希釈された溶液，溶液に浸漬させたガーゼや綿球のつくり置きは細菌汚染が生じやすいため毎日つくり変える． ・日本ではクロルヘキシジンを結膜嚢以外の粘膜に使用することは禁忌とされている．

(つづく)

表V-5 つづき

低水準消毒薬	第四級アンモニウム塩	ベンザルコニウム塩化物 ベンゼトニウム塩化物	生体および非生体消毒	医療器具：0.05〜0.2% 手指・皮膚：0.05〜0.2% 腟：0.05%ベンザルコニウム塩化物 0.025%ベンゼトニウム塩化物 結膜嚢： 0.05%ベンザルコニウム塩化物 0.02%ベンゼトニウム塩化物 その他粘膜：0.01〜0.025%	● 綿球やガーゼを浸漬させた溶液は汚染されやすいため，毎日つくり変える．
	両性界面活性剤	アルキルジアミノエチルグリシン塩酸塩	主に非生体	病室・物品：0.05〜0.5%	● 石けん類は作用を弱めるので，洗い落としてから使用する．

[Rutala WA: APIC guideline for selection and use of disinfectants. 1994, 1995, and 1996 APIC Guidelines Committee. Association for Professionals in Infection Control and Epidemiology, Inc., Am J Infect Control **24**(4): 313-342, 1996をもとに著者作成]

表V-6 主な消毒薬の抗菌スペクトル

分類	消毒薬	一般細菌	抗酸菌（結核菌など）	芽胞	真菌 酵母	真菌 糸状菌	ウイルス エンベロープ有	ウイルス エンベロープ無	HIVエンベロープ有	HBVエンベロープ有
過酢酸	—	○	○	○	○	○	○	○	○	※
アルデヒド系	グルタラール	○	○[4]	○[1]	○	○	○	○	○	○
アルデヒド系	フタラール	○	○	○[1]	○	○	○	○	○	※
次亜塩素酸系	次亜塩素酸ナトリウム	○	○[2]	○[2]	○	○	○	○	○	○
アルコール系	イソプロパノール	○	○	×	○	△	○	△	○	△
アルコール系	エタノール	○	○	×	○	△	○	△	○	△
ヨード系	ポビドンヨード	○	○	△	○	○	○	○	○	○
クロルヘキシジン	クロルヘキシジングルコン酸塩	○[3]	×	×	○	△	△	×	—	—
第四級アンモニウム塩	ベンゼトニウム塩化物	○[3]	×	×	○	△	△	×	—	—
第四級アンモニウム塩	ベンザルコニウム塩化物	○[3]	×	×	○	△	△	×	—	—
両性界面活性剤	アルキルジアミノエチルグリシン塩酸塩	○[3]	○	×	○	△	△	×	—	—

○：有効，△：効果不十分の場合あり，×：無効，—：効果を確認した報告なし，※：効果ありと推定される
1：長時間の接触が必要．2：1,000 ppm以上の濃度が必要．3：一部に抵抗性あり．4：抵抗性を示す非結核性抗酸菌の報告あり

[小林寛伊（編）：新版増補版 消毒と滅菌のガイドライン，へるす出版，2015, Rutala WA: APIC guideline for selection and use of disinfectants. 1994, 1995, and 1996 APIC Guidelines Committee. Association for Professionals in Infection Control and Epidemiology, Inc., Am J Infect Control **24**(4): 313-342, 1996をもとに著者作成]

2. 消毒薬を使用する際のポイント

消毒薬を使用する際は，以下の点に留意する[4]．

①スポルディング分類を参考に感染リスクに見合った水準の消毒薬を選択する．
②正しい濃度，温度，作用時間で使用し，十分に消毒薬と接触させる．
③消毒を行う器具などの材質と消毒薬が適合するか確認する（金属や樹脂などを腐食，変質させるものがある）．
④非生体消毒薬と生体消毒薬を使い分ける．
⑤消毒前の洗浄を十分に行う．
⑥消毒薬の使用期限を守り適切な場所，温度で保管する．

G. 滅 菌

滅菌とは，芽胞を含むすべての微生物を殺滅することを目指す処理工程である．滅菌を行う前に，十分な洗浄が必要である[1]．

1. 無菌性保証水準と滅菌バリデーション

滅菌は，無菌性保証水準(sterility assurance level：SAL)を達成することを目標にしている．SALとは，滅菌後の器材に微生物が存在する確率のことであるが，通常は10^{-6}(100万分の1)が国際的に採用されており，このレベルに達することを「無菌性の保証」という．すなわち，被滅菌物に微生物が生存している確率が100万分の1以下(ほぼゼロ)になった場合を滅菌とするということである[5]．SALを達成できる滅菌法には，高圧蒸気滅菌，乾熱滅菌，酸化エチレンガス(EOG)滅菌，過酸化水素ガスプラズマ滅菌，放射線滅菌などがある．可能な限り安全性と確実性がもっとも高い高圧蒸気滅菌を選択する(表V-7)．

滅菌工程が適切に行われていることを科学的に検証し，期待されるSALが達成できていることを確認，また文書化することを滅菌バリデーションという[5]．滅菌バリデーションの目的は，品質管理された滅菌物を常に提供することである．すなわち，バリデーションの際に用いた装置を使用し，手順に準じていれば，日常的に提供する器材は無菌性が保証されたものと考えて取り扱うことが可能になるのである．

滅菌バリデーションは，据付時適格性確認(installation qualification：IQ)，運転時適格性確認(operational qualification：OQ)，稼働性能適格性確認(performance qualification：PQ)から構成され，PQはさらに物理的PQと微生物学的PQに分類される(表V-8)．

表V-7 代表的な滅菌法と特徴

滅菌法と作用機序	長所	短所	主な注意点
高圧蒸気滅菌 高温・高圧の飽和水蒸気により蛋白凝固を促進し，微生物を殺滅する．	・短時間で滅菌できる． ・安全性が高い． ・芽胞に対しても信頼性が高い． ・環境への残留毒性がない． ・処理コストが安い．	・耐熱性，耐湿性のない器材には使えない． ・無水油，粉体の滅菌に適さない．	・温度，時間，圧力の変化を確認する． ・もっとも滅菌が困難と考えられる場所（コールドスポット）にボウィ・ディックテストパックを置いて飽和水蒸気が到達しているか確認する．
過酸化水素低温ガスプラズマ滅菌 高濃度の過酸化水素に高周波エネルギーを加え，低温プラズマ状態をつくり，フリーラジカルの作用で微生物を殺滅する．	・非耐熱性器材の滅菌ができる． ・短時間で滅菌が可能なため，滅菌から供給までの時間が短い． ・残留毒性がない． ・設置するのに特別な装置がいらない．	・過酸化水素が吸着するため，液体，粉体，セルロース製品（紙，リネン，ガーゼ，木綿など），スポンジ，発泡スチロールには使用できない．	・セルロースを含まない専用の包装材料を使用する必要がある． ・細管構造物は専用のブースターを取り付ける．
酸化エチレンガス（EOG）滅菌 酸化エチレンガスにより蛋白質や核酸酵素分子をアルキル化させ微生物を殺滅する．	・非耐熱性の器材が滅菌できる． ・細管構造物の確実な滅菌が可能である．	・EOGには残留毒性があるため，滅菌後のエアレーションが必要である． ・8〜12時間のエアレーションを要するため，滅菌から供給までの時間がかかる．	・人体毒性があるため，特定化学物質等障害予防規則（特化則）に基づいた安全対策が必要である． ・耐熱性，耐湿性のない器材の滅菌に限定する．

[伏見 了ほか：洗浄・消毒・滅菌の基本と具体策，ヴァンメディカル，2008；一般社団法人 日本医療機器学会：医療現場における滅菌保証のガイドライン 2015.〈http://www.jsmi.gr.jp/wp-content/uploads/2015/07/Guideline 2015ver3.pdf〉(2018年6月13日参照)より引用]

表V-8 滅菌バリデーション

・据付時適格性確認 （installation qualification：IQ）	滅菌器が仕様通り設置され，必要な関連設備（水，蒸気，電気，圧縮空気，排水設備など）に接続されたことを確認し，明文化する．また，使用する滅菌剤（蒸気やガス）の品質管理を行う．
・運転時適格性確認 （operational qualification：OQ）	あらかじめ設定された基準通りに滅菌器が作動していることを確認し，明文化する．
・稼働性能適格性確認 （performance qualification：PQ）	滅菌器に被滅菌物を入れ，滅菌工程を行った結果，適切に滅菌できていることを確認し，明文化する．物理的PQでは，滅菌器内の温度を測定し，規定した条件通りに稼働していることを確認する．微生物学的PQでは，生物学的インジケーター（☞p.106）を入れた滅菌物や工程試験用具*を滅菌器内の最低温度部位（排気口）に置いて，SALが達成されることを確認する．

*工程試験用具(process challenge device：PCD)：特定の滅菌工程に対して規定した抵抗性があり，滅菌工程の有効性を評価するために用いる用具を指す．以前はテストパックと呼ばれていた．

[一般社団法人 日本医療機器学会：医療現場における滅菌保証のガイドライン 2015.〈http://www.jsmi.gr.jp/wp-content/uploads/2015/07/Guideline 2015ver3.pdf〉(2018年6月13日参照)をもとに著者作成]

2. 日常的な滅菌工程のモニタリングとリコール

　日常的に行う滅菌作業については，設定した滅菌条件に達していることを，物理学的モニタリング，化学的インジケーター，生物学的インジケーター（☞p.106）などを用いて評価する．モニタリング方法の詳細については，参考文献に解説を譲る[5]．滅菌不良が発生した場合は，滅菌済み器材の回収（リコール）を行う．

短時間判定の生物学的インジケーターを用いると，滅菌不良の器具の供給を未然に防ぐことが容易になる．

3. 滅菌物のトレーサビリティ

滅菌不良や破損が生じた場合に，感染症や遺物体内遺残などの有害事象につながるおそれのある鋼製小物や人工埋め込み物などの滅菌物に対して，トレーサビリティ（追跡可能性）を確保することが近年重要視されている．トレーサビリティとは，個々の滅菌物に二次元シンボルやICタグ，バーコードなどを用いて識別子（ID）を付与し，再生処理を行った日時，方法，場所，各種インジケーターの判定結果，使用した患者，日時，場所などの情報を記録して，追跡可能にすることである．トレーサビリティを確保することで，不具合のある医療器具を速やかに特定して使用を防ぐことや，使用した場合に患者を特定して対応することが可能になる．

4. 滅菌物を使用する際の注意点

滅菌済みの製品を使用する前に，①化学的インジケーターの色調が変化していること，②包装に破れ，濡れなどがないこと，③有効期限を過ぎていないことを確認する．

5. 滅菌物の有効期限

滅菌物の有効期限に関する考え方には，time-related sterility maintenance (TRSM) と event-related sterility maintenance (ERSM) の2通りがある．TRSMは，滅菌物に画一的な期限を設定する方法である．一方，ERSMは特定の有効期限を設けず，パッケージの破損など滅菌の保証が破られるまでを有効期限とする考え方である[1]．いずれにしても，使わない滅菌物を病棟などの棚に長期間保管しておかないなど，効率的な在庫管理が重要である．

物理学的モニタリング

滅菌器内が設定された温度，時間，圧力に達したことを確認するために行う．滅菌器に付属している計測器で確認し，記録する．滅菌物ごとのモニタリングはできない．

化学的インジケーター（chemical indicator：CI）

無菌性は保証しないが，滅菌物が設定された滅菌工程を経て，熱，蒸気，ガスなどの滅菌媒体と接触したことをテープ，ラベル，カードなどの色調の変化により確認する指標である．包装外部用，包装内部用，ボウィー・ディックテスト用の3種類がある．さらに，用途や性能に応じてタイプ1～6に分類される．高圧蒸気滅菌器の中で空気排除と上記の浸透を確認するために行うボウィー・ディックテストはタイプ2に分類される．

生物学的インジケーター（biological indicator：BI）

各滅菌方法に対してもっとも抵抗性の高い微生物（芽胞）が滅菌工程を経て死滅したことを確認することを通して，無菌性を保証するために用いる指標である．

再製造単回使用医療器具に関する新体制

単回使用医療器具（SUD）は1回の使用後に廃棄することを想定して製造されているが，実際には医療器具の購入や廃棄にかかる費用を抑制するために，多くの病院ではSUDを再生処理している．これを受けて厚生労働省は2017年に，医薬品医療機器等法に基づいて許可を受けた製造販売業者がSUDの回収，分解，洗浄，修理，組み立て，滅菌などを行い，再び使用可能な状態（再製造）にする体制をつくるための法令整備を行った[6]．この体制のもとでは，再製造SUDを販売するためには製造販売承認が必要となり，再製造の工程やトレーサビリティの確保などに関する法的責任は再製造を行う製造販売業者に課せられる．

H. 開封・調製後の消毒薬の使用期限

開封または調製後の消毒薬の使用期限が明確に定められている消毒薬は少ない．実験結果などをもとに文献で推奨されている使用期限を表V-9に示すが[7〜9]，期限は使用状況による微生物汚染の程度にも左右されるため，あくまでも参考とし，各施設で取り決めることをすすめる．また，定められた使用期限内であっても，目視で汚染や異常を認める場合は，使用を中止して廃棄する．

表V-9 消毒薬の使用期限

消毒薬	種類・状態など	望ましい使用期限
グルタラール フタラール 過酢酸	製品により異なる．	徐々に分解するためテストストリップで濃度を確認する．使用期限と濃度確認の方法や頻度については添付文書に記載がある．
次亜塩素酸ナトリウム	0.1％などの高濃度	高温や直射日光を避けて保存されており，有機物の混入が少ない状態では14日程度の連続使用が可能
	0.01％などの低濃度	有機物混入による濃度低下が起こりやすいため24時間まで
アルコール	浸漬した綿球・ガーゼ	揮発により濃度が低下するため，7〜14日間まで
	工場でパックされたアルコール綿など	メーカーが開封後のアルコール濃度の経時的変化に関するデータをもっている場合があるため確認する．
ポビドンヨード	10％液に浸漬した綿球・ガーゼ	徐々に分解されるため14日間まで
	50〜100倍希釈液に浸漬した綿球・ガーゼなど	速やかに分解されるため24時間まで
クロルヘキシジン 第四級アンモニウム塩	浸漬した綿球・ガーゼ	微生物汚染を受けやすいため，24時間まで
消毒薬原液		根拠は明確ではないが，1〜3ヵ月で使い切るのが目安とされる．

引用文献

1) Rutala WA, et al: Healthcare Infection Control Practices Advisory Committee. Guideline for disinfection and sterilization in healthcare facilities, 2008.〈https://www.cdc.gov/infectioncontrol/pdf/guidelines/disinfection-guidelines.pdf〉（2018年6月13日参照）

2) Centers for Disease Control and Prevention: Guideline for Isolation Precautions in Hospitals.〈http://www.cdc.gov/ncidod/dhqp/gl_isolation.html〉（2008年1月24日参照）

3) 伏見　了ほか：洗浄・消毒・滅菌の基本と具体策，ヴァンメディカル，2008

4) Rutala WA: APIC guideline for selection and use of disinfectants. 1994, 1995, and 1996 APIC Guidelines Committee. Association for Professionals in Infection Control and Epidemiology, Inc., Am J Infect Control **24**(4): 313-342, 1996

5) 一般社団法人 日本医療機器学会：医療現場における滅菌保証のガイドライン 2015.〈http://www.jsmi.gr.jp/wp-content/uploads/2015/07/Guideline2015ver3.pdf〉（2018年6月13日参照）

6) 独立行政法人 医薬品医療機器総合機構：再製造単回使用医療器具に係る制度への対応.〈https://www.pmda.go.jp/review-services/drug-reviews/about-reviews/devices/0044.html〉（2018年6月13日参照）

7) Rutala WA, et al: Stability and bactericidal activity of chlorine solutions. Infect Control Hosp Epidemiol **19**(5): 323-327, 1998

8) Oie S, et al: Microbial contamination of antiseptic-soaked cotton balls. Biol Pharm Bull **20**: 667-669, 1997

9) Oie S, et al: Microbial contamination of antiseptic and disinfectants. Am J Infect Control **24**: 389-395, 1996

VI 医療環境の管理

1 医療環境

　医療施設において，患者とその家族，職員を取り巻く物理的環境を**医療環境**（environment of care，あるいはheath care environment）という．ここでいう物理的環境には，建物，空間，備品，機器，そして**ユティリティ**※などが含まれる[1]．安全で清潔な医療環境を整える活動は多岐にわたる（**表Ⅵ-1**）．このような活動の枠組みは，第三者病院機能評価機関であるJoint Commission（JC）およびJoint Commission International（JCI）が，CDCやAPICなどの専門機関の助言を受けながら構築したものであり，JCまたはJCI認証を取得している医療施設において浸透している．また，これらの施設では，医療環境を介した医療関連感染リスクを低減するために，感染対策担当者がEOC活動の多くに積極的に関与している．

　感染対策領域では，医療環境を整える活動を**ファシリティマネジメント**（facility management：FM）と呼んでおり，そこには廃棄物，給食，空調，水，清掃，リネン管理などの活動が含まれるという漠然とした共通認識はあるものの，その定義や枠組みは明確ではない．一方，公益社団法人 日本ファシリティマネジメント

※**ユティリティ**：電気，水道，ガス，通信などの公共サービスの総称

※**安全**（safety）：意図せぬ危険から身体や財産等を守ること

※**セキュリティ**（security）：意図的に加えられる危害から身体や財産等を守ること

表Ⅵ-1 医療環境管理の全体像

1. 建築・改築・解体工事におけるリスク評価と管理	・工事前リスクアセスメント（preconstruction risk assessment：PCRA）※ ・工事現場のインスペクション※
2. 医療機器・器材・材料の管理	・汚染※，故障，破損の予防と早期対応 ・適切な洗浄・消毒・滅菌 ・適切な回収，供給，保管※
3. ハウスキーピング	・清掃※ ・洗濯※ ・感染性廃棄物の管理※
4. ユティリティ（空調，電気，水道，ガス，通信）	・空調管理※ ・水質管理※
5. 危険物質	・化学物質（消毒薬※を含む），放射性物質の安全な管理
6. **安全**※	・転倒・転落（床の凹凸・配線・水濡れ等による転倒，不具合のある車椅子やストレッチャーからの転落など） ・食品衛生管理※
7. **セキュリティ**※	・窃盗，連れ去り，暴言・暴力，テロ※対策
8. 災害・火災	・パンデミック，アウトブレイク対応※ ・地震・水害などの自然災害対策

※は感染対策担当者の関与が求められるもの．

協会(JFMA)は日本におけるFMの定義を「企業・団体等が保有または使用する全施設資産およびそれらの利用環境を経営戦略的視点から総合的かつ統括的に企画,管理,活用する経営活動」としている[2]．海外の機関が用いる定義も同様にFMを業務効率化や生産性向上を目指す経営活動の一環ととらえたものが多い．感染対策担当者がいうFMはこれらの定義とは異なることから，本章では，活動の枠組みや主旨がより明確な医療環境という用語を使用し，医療環境を整える活動を医療環境管理と呼ぶこととする．

引用文献

1) Joint Commission Resources: Infection prevention and control issues in the environment of care. Revised 3rd ed, Joint Commission Resources, 2017

2) 公益社団法人 日本ファシリティマネジメント協会：FMとはどのようなものか.〈http://www.jfma.or.jp/whatsFM/index.html〉(2018年6月13日参照)

2 建築・改築・解体工事におけるリスク評価と管理

A. 建築・改築・解体工事に伴う医療関連感染リスク

医療施設の建築・改築・解体工事（以下，工事）では，主に空気と水が汚染されることにより，以下のような医療関連感染リスクが生じる．

1. 空気の汚染によるリスク

医療関連アスペルギルス症の約半数は工事の際に生じる塵埃に含まれる分生子（胞子）が空気中に放出され，長時間にわたり浮遊することにより起こる．汚染されたフィルターや通気口に関連した事例も発生している．病室付近に限らず，病室の上下階や患者が一時的に滞在した検査部門などで行われた工事が感染源となった集団感染の報告もある[1]．

造血器腫瘍患者の感染がもっとも多く，死亡率は60％に上る．その他のリスク因子には，造血細胞および臓器移植，がん化学療法，ステロイド大量投与，集中治療を要する重症疾患，新生児，開胸手術，慢性肺疾患などがある．感染部位は，肺が多くを占め，皮膚/創傷，副鼻腔など肺以外の部位は少ない[2]．

2. 水の汚染によるリスク

工事でつくられた行き止まり配管など，水が停滞しやすい構造物にはバイオフィルムが形成されやすく，その中ではレジオネラ属菌をはじめとするグラム陰性桿菌が増殖する．工事による振動や水圧の変化は，バイオフィルムからの細菌の遊離を引き起こし，病原体が空気中に放出される原因となる[3,4]．

B. 工事前のリスクアセスメントと対策

医療施設における建築・改築・解体工事には，感染症だけでなく，振動，騒音，漏水，出火などさまざまなリスクが伴う．そのため，工事を始める前にリスクアセスメント（preconstruction risk assessment：PCRA）を行い，リスクを低減する対策を明らかにする必要がある（表Ⅵ-2）．これらの対策を実行するには材料費や人件費がかかる．したがって，工事費用の見積もりには対策にかかる費用を含めたうえで，病院の承認を得る必要がある．

PCRAの一環として，感染症のリスクについてはinfection control risk assessment（ICRA）マトリックスを用いて評価する[5]．ICRAマトリックスは，工事の内容や場所に応じて生じる感染リスクやリスク低減のための対策を明らかにするツールであり，表Ⅵ-3に示す14段階に分かれている．感染対策担当者は，工事の計画段階からリスクアセスメントにかかわり，工事開始後も関係者と定期的に工事現場を訪れ，必要とされている対策が確実に実施されているか，確認を行う（☞章末の資料．p.139）．

表Ⅵ-2　PCRA評価項目例（※はICRAに含まれる項目）

空気の汚染※
● 下記の要因による真菌胞子を含む塵埃およびその他の有害物質（アスベスト，銅，水銀など）の飛散 　・養生不足 　・ダクト内切粉の進入・落下 　・陰圧の機能障害

水の汚染※
● 下記の要因によるレジオネラ属菌の増殖およびバイオフィルムからの遊離 　・水温の変化 　・停滞水(死水配管)の発生 　・水圧の変化

ユティリティ	
電気	● 電源切り替え作業等による停電 ● ケーブルの切断損傷 ● 不注意な誤操作による物損 ● 無停電電源の誤操作・誤接続 ● 既設回路の電源不足 ● 養生不足による接触短絡 ● 機器・配管・ダクト・配線の撤去作業 ● 人的ミスによる短絡・感電
ガス	● ガス供給停止 ● 天井・壁内の配管の切断 ● ガス漏れ
水	● 配管切り替え作業等による断水 ● 防水アスファルト撤去中の雨水 ● 施工準備中の漏水拡大 ● 養生不備による雨水進入 ● 潤滑水の電線管またはパイプ切断箇所からの漏水 ● バルブ操作不備による漏水
電話・LAN	● ケーブル切断や抜け ● ケーブルラック上の踏み付け
空調	● 空調供給停止（温度・湿度・換気）

振　動
● 真菌胞子を含む塵埃の飛散 ● 水道管のバイオフィルム剥離によるレジオネラ，緑膿菌による水質汚染 ● 患者の安楽および治癒を阻害 ● 天井スラブからのガラ等落下

騒　音
● 医療安全の阻害（指示が聞こえない，集中できない） ● 患者の安楽および治癒を阻害

危険物質
● 薬品等への曝露による健康被害 ● 鋭利物によるケガ ● 引火

（つづく）

表Ⅵ-2 つづき

緊急時対応への影響
- 避難経路上の障害物
- 避難経路サインが遮蔽されて視認不可能
- 防火・防災設備・器具の撤去，損傷，障害（消火器が撤去されている，防火扉が閉まらないなど）

その他
- 墜落・落下：人やモノの落下
- 倒壊・崩壊：足場等の仮設構造物の倒壊
  　　　　　　組立中および解体中の建築物の倒壊
  　　　　　　地山の崩壊
- 火災　　　：可燃物への飛火
  　　　　　　消し忘れによる加熱
- その他　　：搬入・搬出時における人・モノとの接触

[Hible L, ed: Infection prevention and control issues in the environment of care, Revised 3rd ed. Joint Commission Resources, Illinois, 2017をもとに著者作成]

表Ⅵ-3 ICRA（infection control risk assessment）マトリックス

第1段階：建築作業の種類（下表）を選択する	
Aタイプ	**目視による確認作業，非破壊作業** ・天井の点検口を天井裏目視確認のために開放（4.65平方メートルあたり点検口1ヵ所以下） ・塗装（研磨を除く） ・壁面の壁紙補修，配線作業，部分的な排水管の修理など，天井裏へのアクセスでも塵埃が立たず，壁切断を要しない作業
Bタイプ	**少量の塵埃が生じるが小規模で短期間の作業** ・電話やコンピュータケーブルの設置 ・（配線［線］用の）溝へのアクセス ・壁や天井の切断（塵埃の飛散が制御可能）
Cタイプ	**中等度から大量の塵埃を生じるか，既存の建築物の一部の取り壊しや除去を要する作業** ・壁塗装，壁紙仕上げのための下地の研磨 ・床材，天井板，造り付け家具・扉の除去 ・新たな壁面の設置 ・天井裏における限局的な配管作業や配線作業 ・大規模な配線作業 ・1日で終了しない作業
Dタイプ	**大規模な取り壊しあるいは建築プロジェクト** ・連日の作業を要する建築作業 ・大規模な取り壊しや配線システムの除去 ・新規の建築作業
第2段階：作業により影響を受ける患者集団（下表）を選択する　※複数該当する場合は，よりリスクの高いグループを選択	
低水準リスク	事務エリア
中水準リスク	循環器内科，心臓超音波検査，核医学，リハビリテーション部門，放射線科/MRI，呼吸療法部門
高水準リスク	循環器系集中治療室（CCU），救急外来，分娩室，検体検査部門，内科および外科病棟，新生児室，外来手術室，小児科，薬局，術後回復室
最高水準リスク	免疫不全患者のケアを行うエリア，熱傷ユニット，心臓カテーテル検査室，中央滅菌室，集中治療室，空気感染隔離室，腫瘍科，手術室

（つづく）

表Ⅵ-3 つづき

第3段階：第1＆2段階の結果から，感染予防策の種類（下表）を明らかにする

ⅢまたはⅣに該当する場合は，感染対策部門の承諾を得る．

表2：患者リスク群	表1：建築・改築活動の種類			
	Aタイプ	Bタイプ	Cタイプ	Dタイプ
低水準リスク	Ⅰ	Ⅱ	Ⅱ	Ⅲ/Ⅳ
中水準リスク	Ⅰ	Ⅱ	Ⅲ	Ⅳ
高水準リスク	Ⅰ	Ⅱ	Ⅲ/Ⅳ	Ⅳ
最高水準リスク	Ⅱ	Ⅲ/Ⅳ	Ⅲ/Ⅳ	Ⅳ

第4段階：作業エリアの周囲のエリアを明らかにし，作業が与える影響を評価する（青字は例として記入）

下部	上部	右側	左側	後方	前方
事務エリア	倉庫	薬剤部	核医学検査室	駐車場	倉庫
患者リスク群＝低水準	患者リスク群＝低水準	患者リスク群＝高水準	患者リスク群＝中水準	患者リスク群＝低水準	患者リスク群＝低水準

第5段階：作業を行う具体的な場所を明らかにする（例：病室，調剤室等）．
第6段階：停電が起きた場合の，換気，水道，電気系統に関連する問題を明らかにする．
第7段階：作業エリアを隔離する方法を，先の評価結果から明らかにする．隔壁の種類やHEPAフィルターの必要性を検討する．
第8段階：壁，天井，屋根などの構造を取り壊すことによる水漏れの可能性があるか．
第9段階：作業時間：診療時間外に作業可能か．
第10段階：建築計画において，十分な数の隔離/陰圧室を確保することが検討されたか．
第11段階：建築計画において，必要な手洗い設備が設置されることを検討したか．
第12段階：感染対策担当者から，必要最小限の手洗い設備の数について了解を得ているか．
第13段階：感染対策担当者から，清潔エリアおよび汚染エリア（汚物処理室等）に関する計画について了解を得ているか．
第14段階：以下の隔離に関する課題についてプロジェクトチームで検討する．［人の流れ，清掃，破片や瓦礫の撤去（いつ，どのように）］

クラス別の感染対策

	作業期間中	作業完了時
クラスⅠ	1. 塵埃の飛散量が最小限になるよう作業を行う． 2. 目視確認のために取り外した点検口は，速やかに取り付ける．	1. 作業エリアを片付ける．
クラスⅡ	1. 塵埃の浮遊を防ぐための対策を講じる． 2. 壁面の切除作業の際は，塵埃が生じるのを防ぐために霧吹きで作業面を湿潤させる． 3. 使用しないドアはダクトテープで目張りをする． 4. 排気・換気を遮断し，排気口・換気口に目張りをする． 5. 作業エリアの入口と出口にダストマットを置く． 6. 作業エリア内の空調システムを停止または単独にする．	1. 作業面を消毒薬で清拭する． 2. 作業により生じた廃棄物は，ビニール袋に入れて密閉して搬送する． 3. 作業エリアにモップを掛けるか，HEPAフィルターのついた掃除機で清掃する． 4. 作業エリアの空調システムを復旧する．

（つづく）

表VI-3 つづき

クラスIII	1. 配管系の汚染を予防するため，作業エリア内の空調システムを停止または単独にする． 2. 作業開始前に，隔壁（石膏ボード，ベニア板，プラスチック等）を設置するか（図VI-1），コントロールキューブ（control cube）方式（ビニルカバーで覆ったカートを作業エリアに接続し，HEPAフィルター付きファンで排気）を用いる（図VI-2）． 3. 作業エリア内部では，HEPAフィルターユニットを使い，陰圧を維持する（図VI-3）． 4. 作業時に生じた廃棄物は，ビニル袋に入れて密閉して運搬する（図VI-4）． 5. 搬送用容器やカートにはカバーをかぶせる．蓋を閉めない場合は，テープで密閉する．	1. 隔壁は施設の感染対策部門が確認し，施設の清掃作業担当者による清掃が終了してから取り外す． 2. 隔壁は，作業時に生じた泥や破片などが飛散しないよう注意深く取り外す． 3. 作業エリアはHEPAフィルターのついた掃除機で清掃する． 4. 低水準消毒薬を使ってモップ掛けをする． 5. 作業エリアの空調システムを復旧させる．
クラスIV	1.～3. クラスIIIと同様 4. 穴，配管，ダクト類は適切な方法で閉鎖する． 5. 前室を設置し，全作業者に作業エリアを出る前に前室を通ることを義務付ける．これにより，作業エリアを離れる前にHEPAフィルターのある掃除機で清掃するか，作業中に着用した布または紙製カバーオールを取り外すことが可能になる． 6. 作業エリアに入るすべての従業員はシューカバーを着用する必要がある．シューカバーは作業エリアを出るたびに交換しなければならない．	1.～5. クラスIIIと同様 6. 作業時に生じた廃棄物は，ビニル袋に入れて密閉して運搬する． 7. 搬送用容器やカートにはカバーをかぶせる．蓋を閉めない場合は，テープで密閉する．

[American Society for Healthcare Engineering: Infection control risk assessment matrix of precautions for construction & renovation. 〈http://www.ashe.org/advocacy/organizations/CDC/pdfs/assessment_icra.pdf〉（2018年6月18日参照）をもとに著者作成]

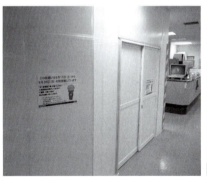
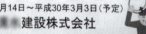

図VI-1 工事現場を隔離する隔壁とサインの一例

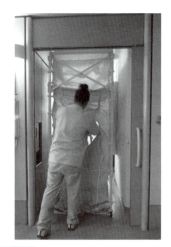

図Ⅵ-2 コントロールキューブ方式の一例

病棟で病室天井裏の配線工事を行うために，簡易陰圧隔離ユニットを設置する様子

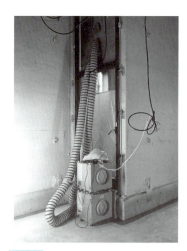

図Ⅵ-3 作業エリア内部のHEPAフィルターユニット

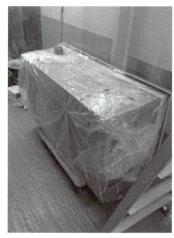

図Ⅵ-4 塵埃が飛散しないよう覆いを掛けて搬出される器械

引用文献

1) Weber DJ, et al: Preventing healthcare-associated Aspergillus infections: review of recent CDC/HICPAC recommendations. Med Mycol **47**(Suppl 1): S199-209, 2009
2) Vonberg RP, et al: Nosocomial aspergillosis in outbreak settings. J Hosp Infect **63**(3): 246-254, 2006
3) Kanamori H, Weber DJ, Rutala WA: Healthcare outbreaks associated with a water reservoir and infection prevention strategies. Clin Infect Dis **62**(11): 1423-1435, 2016
4) CDC: Legionnaires' disease and other infections associated with building water systems.〈https://www.cdc.gov/legionella/wmp/healthcare-facilities/healthcare-wmp-faq.html〉(2018年11月8日参照)
5) American Society for Healthcare Engineering: Infection control risk assessment matrix of precautions for construction & renovation.〈http://www.ashe.org/advocacy/organizations/CDC/pdfs/assessment_icra.pdf〉(2018年6月18日参照)

3 水質管理

A. レジオネラ対策

レジオネラ・ニューモフィラ(*Legionella pneumophila*)をはじめとするレジオネラ属菌は，土壌や淡水中に生息している．細胞内寄生細菌であり，水中でアメーバなどの原生動物に寄生して増殖する．レジオネラが増殖しやすい場所や増殖の要因は多岐にわたる(表Ⅵ-4, Ⅵ-5)[1]．

主な感染経路は，レジオネラ属菌を含むエアロゾルの吸入であり，細胞性免疫能が低下した患者(表Ⅵ-6)に劇症型のレジオネラ肺炎(潜伏期間2～10日)または

表Ⅵ-4 レジオネラが増殖しやすい場所

- 貯水槽
- 湯沸かし器
- 水撃防止器
- 膨張タンク
- 浄水器
- エアレーター
- 流量調整器
- パイプ，弁，継手
- 水道蛇口※
- シャワーヘッド，ホース※
- ミスト発生装置※
- 加熱式ではない加湿器※
- 使用頻度が低い機器類(洗眼器など)※
- 循環式浴槽※
- 冷却塔※
- 噴水などの水景設備※
- 水治療，呼吸療法に用いる医療器具※

※はエアロゾルが発生する．

[CDC: Developing a water management program to reduce Legionella growth & spread in buildings. Version 1.1. 〈https://www.cdc.gov/legionella/downloads/toolkit.pdf〉(2018年6月18日参照)より引用]

表Ⅵ-5 レジオネラの発生要因

施設外	
● 建築・改築・解体工事	振動により水道管内部のバイオフィルムからレジオネラが遊離し，上水中に放出される．
● 水道管の破裂	水圧の変化により水道管内部のバイオフィルムからレジオネラが遊離し，上水中に放出される．有機物の混入により塩素濃度の低下が起こる．
● 水質の変化	塩素濃度の低下
施設内	
● バイオフィルムの形成	常に湿っている環境表面であれば数十年にわたって形成され，熱や消毒薬の作用からレジオネラを守り，増殖のための栄養源となる．
● スケール※や沈殿物	塩素の作用を弱め，レジオネラの病原巣となる．
● 水温の変化	水温がレジオネラの増殖至適温度である20～45℃である．
● 水圧の変化	水道管内部のバイオフィルムからレジオネラが遊離し，上水中に放出される．
● pHの変化	塩素の消毒効果がもっとも高い水素イオン濃度(pH)の範囲は6.5～8.5と狭い．
● 塩素濃度の低下	
● 水の滞留	建築・改築工事の際や使用頻度が低下した水道で起こりやすく，バイオフィルムの形成，塩素濃度や温度の低下につながる．

※**スケール**：水に含まれる炭酸カルシウム，硫酸カルシウム，シリカ等の無機塩類化合物が設備表面に析出し，付着したもの

[CDC: Developing a water management program to reduce Legionella growth & spread in buildings. Version 1.1. 〈https://www.cdc.gov/legionella/downloads/toolkit.pdf〉(2018年6月18日参照)より引用]

表Ⅵ-6	レジオネラ症のハイリスク患者
	高齢者や新生児，喫煙者，慢性肺疾患患者，悪性疾患や糖尿病，腎不全などによる免疫不全のある患者，免疫抑制薬を服用中の患者，HIV陽性患者など

[CDC: Developing a water management program to reduce Legionella growth & spread in buildings. Version 1.1. 〈https://www.cdc.gov/legionella/downloads/toolkit.pdf〉(2018年6月18日参照)より引用]

一過性のポンティアック熱(潜伏期間5～72時間)を引き起こす．ヒトからヒトへは通常感染しない．レジオネラ肺炎の致死率は，適切な治療が行われた場合でも15%に上る[2]．

医療関連のレジオネラ症の発生頻度は低いものの，汚染源から大量のエアロゾルが発生した場合は多数が感染し，死亡例が発生するなどそのインパクトは大きい．また，汚染源の調査や消毒，裁判や風評被害による多額の経済的損失も生じ得る[3]．したがって医療施設では日頃からレジオネラ症の発生を防ぐための予防的措置を講じることが重要である(表Ⅵ-7, Ⅵ-8)．また，医療関連レジオネラ症を積極的に疑って検査診断を行い(表Ⅵ-9)，発生したと考えられる場合は速やかに感染対策担当者に報告されるサーベイランス体制を予め構築しておくとともに，汚染源を特定し，適切な消毒や検査を実施することも求められる(表Ⅵ-10, Ⅵ-11)[1]．

表Ⅵ-7　レジオネラ症予防のための水質管理プログラムの構成要素

1	水質管理にかかわるメンバーを選定する．メンバーには水質管理に関する専門知識のある職員および感染対策担当者を含める．
2	建物の水道システムについてフローチャートなどを用いて理解する．
3	医療施設内でレジオネラが繁殖する可能性のある場所を特定する(表Ⅵ-4)．レジオネラ増殖指摘温度(20～45℃)のあらゆる貯水に注目する．
4	3の中でもとくにエアロゾルが生じやすく(表Ⅵ-4※印)，ハイリスク患者(表Ⅵ-6)が存在する場所に対して行うレジオネラ対策とモニタリング方法を明らかにする(表Ⅵ-8)．
5	4の対策を実施したにもかかわらず，医療関連レジオネラ症が発生した場合の対策を明らかにする(表Ⅵ-8, Ⅵ-11)．
6	取り決めた事項を明文化し，実践されていることを定期的に確認する．

[CDC: Developing a water management program to reduce Legionella growth & spread in buildings. Version 1.1. 〈https://www.cdc.gov/legionella/downloads/toolkit.pdf〉(2018年6月18日参照)より引用]

表Ⅵ-8　主なレジオネラ対策

飲料水	**水質管理** ・「建築物における衛生的環境の確保に関する法律」(通称「建築物衛生法」)に基づいて以下の措置を講じる[4]． 　①飲料水について，給水栓における水に含まれる遊離残留塩素の含有率を百万分の0.1(結合残留塩素の場合は，百万分の0.4)以上に保持し，7日ごとに1回検査を行い，pH値を6ヵ月以内に1回検査する． 　②雑用水(散水，修景，清掃，水洗便所の用に供する水)として，雨水，下水処理水を使用する場合は，上記の遊離残留塩素濃度検査に加え，7日以内ごとに1回pH値の確認を行う． ・レジオネラ属菌の培養検査は法令で規定されていないが，以下の指針に基づいて自主的に検査を行うことが求められている． 　　新版レジオネラ症防止指針[5] 　　建築物における維持管理マニュアル[6] **中央式給湯設備の管理** ・建築物における維持管理マニュアル[6]では，貯湯槽内の湯温が60℃以上，末端の給湯栓でも55℃以上となるように維持管理すること，給湯設備内において滞留水を防止すること，貯湯槽に加えて膨張水槽，給湯配管，循環ポンプや弁類，シャワーヘッドや給湯栓等の管末器具類の定期清掃を行うことを推奨している． **免疫不全患者に対する特別な措置** ・CDCは環境感染管理のためのガイドライン[7]の中で，移植病棟におけるレジオネラ対策を強化するよう勧告を行っている．

(つづく)

表VI-8 つづき

冷却塔	・「建築物衛生法」に基づいて以下の措置を講じる. 　①汚れの状況の点検を使用開始時および使用期間中1ヵ月以内ごとに1回（1ヵ月を超える期間使用しない場合を除く） 　②清掃を1年以内ごとに1回 ・「建築物における維持管理マニュアル[6]」では，冷却塔の形状が角型ではなく，飛散水量が多い丸形の場合や，冷却塔が施設の外気取り入れ口，病室窓，患者が集まる庭園などから10m以内に設置されている場合は，月1回の洗浄やレジオネラ属菌の定期検査などとくに厳重な対策を行うことを求めている．また，レジオネラ属菌の増殖を抑制するために，運転中は殺菌剤を連続的に投入することや，スケールやスライム※防止のための水処理等を行うよう勧めている．詳細はマニュアルを参照されたい．

※**スライム**：水中で発生した微生物や藻類にサビなどが混ざった粘性のある物質

表VI-9　医療関連レジオネラ症を積極的に疑うべき状況

レジオネラ症のハイリスク患者が入院48時間以降に肺炎を発症し，医療施設に以下の状況が存在する場合は，レジオネラ症を積極的に疑って検査診断を行う．
- 過去12ヵ月間にレジオネラ症の患者が発生している．
- 過去2ヵ月以内に実施した水質検査でレジオネラが陽性である．
- 水質検査で塩素濃度の低下が指摘される，あるいは断水を伴う工事を実施しているなど，水質の変化が疑われる状況がある．

[CDC: Developing a water management program to reduce Legionella growth & spread in buildings. Version 1.1. 〈https://www.cdc.gov/legionella/downloads/toolkit.pdf〉（2018年6月18日参照）より引用]

表VI-10　レジオネラの汚染源調査を要する状況

- 確定例（レジオネラ発症前に連続10日間の入院歴がある患者）が1例以上発生した場合
- 疑い例（レジオネラの症状出現前10日以内に入院歴がある患者）が同一施設内で12ヵ月以内に2名以上発生した場合

[CDC: Developing a water management program to reduce Legionella growth & spread in buildings. Version 1.1. 〈https://www.cdc.gov/legionella/downloads/toolkit.pdf〉（2018年6月18日参照）より引用]

表VI-11　医療関連レジオネラが発生した場合の対応

日常的なサーベイランスシステムの構築
- 医療関連レジオネラを積極的に疑い，発生した場合は感染対策担当者に速やかに報告する体制を構築しておく．

医療関連レジオネラ発生時の対応
- 過去にさかのぼり，レジオネラ症が疑われる患者の有無を確認する．
- 2ヵ月間程度，新規発生症例のモニタリングを行う．
- 免疫不全患者に対してCDCガイドライン[7]に基づく対応を実施する．

汚染源調査の実施
- 疑わしい水源（**表VI-4**）のレジオネラ培養検査を行い，汚染源を特定する．
- 環境と患者から採取した検体は保管しておく．

汚染源の検査と消毒
- 汚染源の清掃，換水，加熱処理（約70℃で約20時間循環），フラッシング，高濃度塩素消毒などを行う．
- 汚染源の培養検査は2週間ごとに3ヵ月間実施し，陰性化したら月1回3ヵ月間実施する．レジオネラ属菌が再度検出された場合は，加熱処理と高濃度塩素消毒を組み合わせて行う．

[CDC: Developing a water management program to reduce Legionella growth & spread in buildings. Version 1.1. 〈https://www.cdc.gov/legionella/downloads/toolkit.pdf〉（2018年6月18日参照）より引用]

B. 加湿器の管理

　水を加熱しないでエアロゾルを生じさせる超音波式，回転霧化・遠心噴霧加湿器はレジオネラ属菌などの細菌繁殖が起こりやすく，医療施設での使用には向かない．加熱式加湿器を用いる場合は，定期的にタンクの水を抜き，洗浄して乾燥させる．製品によっては構造上，細部まで洗浄，乾燥させるのが難しいものもある．熱傷のリスクがあるため，小児など安全管理が難しい患者の病室には置かないなどの配慮も要する．

C. 製氷機の管理

　製氷機は管状の構造物が多く，確実な洗浄や消毒が困難である．グラム陰性桿菌や真菌により汚染されやすく，薬剤耐性菌の伝播への関与も報告されている[8,9]．製氷機でつくった氷の経口摂取や患部との直接接触は行わない方がよい．また製氷機は，1ヵ月に1回程度，以下の手順で洗浄と消毒を行う[7]．

- 電源を切り，氷を除去する．庫内の温度が室温程度になるのを待つ．
- 取り外し可能な部品はすべて取り外し，水と洗剤で洗い，洗剤を十分に洗い流す．
- 製氷機庫内も同様に水と洗剤で洗い，洗剤を十分に洗い流す．
- 製氷機に付着したスケールを除去する．
- 製氷機の外表面は洗浄剤を含ませた布で拭いたのち水拭きするか低水準消毒薬クロスで消毒する．
- 部品と庫内を100 ppm程度の次亜塩素酸ナトリウムに浸漬するか清拭消毒する．部品は水で流し，庫内は水で拭き上げる．
- 部品は完全に乾燥させてから組み立てる
- 洗浄・消毒を行った日を記録する．

　氷はスコップやトングを用いて取り扱い，定期的に水と洗剤で洗浄する．スコップやトングは氷とは別の容器に保管する．

D. 透析用水の管理

　透析用水の水質管理は以下のガイドラインで解説されている．それぞれの最新版を参照されたい．

- 日本透析医学会：2016年版 透析液水質基準〈http://www.jsdt.or.jp/dialysis/2094.html〉（2018年5月10日参照）
- 公益社団法人 日本臨床工学技士会 透析液等安全委員会：透析液清浄化ガイドライン Ver.2.01〈http://www.ja-ces.or.jp/ce/?p=2921〉（2018年5月10日参照）

E. 生花の取り扱い

生花は，免疫不全の患者病室には持ち込まないことが望ましい．その他の患者病室に置かれる花瓶に生けた生花については，少なくとも2日に1回は水を交換する．可能であれば，水の交換はボランティアなど患者と直接接触しないスタッフが行う．水の交換を含め，生花を取り扱うスタッフは手袋を着用する．花瓶の水は手洗い用ではないシンクに廃棄し，使い終わった花瓶は消毒する[7]．

シンクに関連した医療関連感染[10]

近年，集中治療室や移植病棟など，免疫不全患者の多い部門において，シンクが感染源と考えられる集団感染が複数発生している．原因微生物は*P.aeruginosa*（緑膿菌）など湿潤環境を好む細菌のほか，*Acinetobacter* spp.（アシネトバクター属）などのブドウ糖非発酵菌，*E.coli*（大腸菌）や*Klebsiella* spp.（クレブシエラ属）などの腸内細菌科細菌，真菌などさまざまだが，薬剤耐性菌による事例の報告が多い．これらの細菌は，排水管や排水口などのシンクの構造物に形成されたバイオフィルムの中に生息しており，水流などの影響で遊離し，跳ね返った水に混ざってシンクの周囲約1mの環境表面や物品を汚染する．水の跳ね返りは，浅いシンクや蛇口の真下に排水口があるシンクで起こりやすいといわれている．また，細菌にとって栄養源となる体液等の有機物をシンクに流すと，排水管内のバイオフィルムが排水口に向かって1日2〜3cmずつ移動し，水の跳ね返りに伴う細菌汚染のリスクが高まると指摘されている．対策としては，手指衛生用シンクで物品の洗浄や廃液の処理を行わないことや，清潔な物品をシンクの周囲に置かないか，シンクと物品の間に仕切りを設けることなどがある．また，水の跳ね返りが起こりにくい構造※のシンクを設置することや，病室内からシンクを撤去することなどが行われている．集中治療室の病室内のシンクを撤去したあと，薬剤耐性菌の保菌率が有意に減少したことが欧州の病院から報告されている．

※シンクボウルが深く，排水口が蛇口の真下ではない位置にあり，水が自然に排水口に向かって流れるように設計されている．

引用文献

1) CDC: Developing a water management program to reduce Legionella growth & spread in buildings. Version 1.1. 〈https://www.cdc.gov/legionella/downloads/toolkit.pdf〉（2018年6月18日参照）

2) Hayman DL, (ed): Legionellosis. In: Control of Communicable Disease Manual, 20th ed, p 334-337, APHA PRESS, 2015

3) CDC: Legionella（Legionnaires' Disease and Pontiac Fever）. Outbreaks. 〈https://www.cdc.gov/legionella/outbreaks.html〉（2018年6月18日参照）

4) 厚生労働省：給水の管理．建築物環境衛生管理基準について．〈http://www.mhlw.go.jp/bunya/kenkou/seikatsu-eisei10/〉（2018年6月18日参照）

5) 厚生省生活衛生局企画課（監）：新版レジオネラ症防止指針（概要），平成11年11月．〈http://www1.mhlw.go.jp/houdou/1111/h1126-2_13.html#no1-1〉（2018年6月14日参照）

6) 建築物環境衛生維持管理要領等検討委員会：建築物における維持管理マニュアル，平成20年1月．〈http://www.mhlw.go.jp/bunya/kenkou/seikatsu-eisei09/03.html〉（2018年6月14日参照）

7) CDC: Guidelines for Environmental Infection Control in Health-Care Facilities（2003）．〈https://www.cdc.gov/infectioncontrol/pdf/guidelines/environmental-guidelines.pdf〉（2018年6月14日参照）

8) Kanwar A, Cadnum JL, Xu D, et al: Hiding in plain sight: Contaminated ice machines are a potential source for dissemination of Gram-negative bacteria and Candida species in healthcare facilities. Infect Control Hosp Epidemiol **39**（3）: 253-258, 2018

9) Kanwar A, Domitrovic TN, Koganti S, et al: A cold hard menace: A contaminated ice machine as a potential source for transmission of carbapenem-resistant Acinetobacter baumanii. Am J Infect Control **45**（11）: 1273-1275, 2017

10) Parkes LO, Hota SS: Sink-Related Outbreaks and Mitigation Strategies in Healthcare Facilities. Curr Infect Dis Rep **20**（10）: 42, 2018〈https://doi.org/10.1007/s11908-018-0648-3〉（2018年12月18日参照）

4 空調管理

A. 病院環境における空気の清浄度区分

日本医療福祉設備協会による『病院空調設備の設計・管理指針』は，病院環境を空気の清浄度により5つの区域に分類，これに基づいて換気を行うことを規定している[1]．

B. 陰圧室（空気感染隔離室）と陽圧室（防護環境）

空気感染隔離室と防護環境の空調については，ガイドラインで推奨されている条件が満たされていることを確認する（表Ⅵ-12）．室内外の圧力差は，微差圧計およびスモークテストまたは細く裂いた紙を用いて確認し，記録する．

表Ⅵ-12　空気感染隔離室と防護環境に求められる工学的管理

指標	陰圧室（空気感染隔離室）	陽圧室（防護環境）
圧力差	＞−2.5 Pa（0.01インチ水位計）	＞2.5 Pa（0.01インチ水位計）
1時間あたりの換気回数	＞12回	≧12回（改築・新規建築の場合）
HEPAフィルターの必要性	給気	排気
気流	室外から室内へ	室内から室外へ
望ましい圧力差	＞−2.5 Pa	＞8 Pa

［CDC: Guidelines for Environmental Infection Control in Health-Care Facilities (2003).〈https://www.cdc.gov/infectioncontrol/pdf/guidelines/environmental-guidelines.pdf〉（2018年6月14日参照）より引用］

引用文献

1) 病院空調設備の設計・管理指針検討委員会（編）：病院空調設備の設計・管理指針（HEAS-02-2004），日本医療福祉設備協会，2004

5 清掃

A. 接触頻度が低い水平面の清掃（床など）

　床のように手で直接触れることがほとんどない水平面に対する清掃方法や頻度について，確立されたエビデンスはない．CDCは環境感染管理のためのガイドラインの中で，診療エリアにおいて血液・体液あるいは薬剤耐性菌による汚染の有無が不明な場合は洗剤または低水準消毒薬を使用し，事務エリアでは洗剤を使用した清掃を行うことを推奨している[1]．一方，マイクロファイバークロス等を用いた乾式清掃でも，床から検出される細菌数は変わらない，あるいは減少するとの報告があり[2]，乾式清掃を採用する病院もある．いずれの方式も，医療関連感染発生率に対する影響は評価されていない．床はMRSAや *C. difficile* など，医療関連感染の起因菌で汚染されており，これらの細菌が床に触れたモノ（靴や床に落ちた布団など）を取り扱った医療従事者の手指を汚染することがわかっている[3]．しかし，床を消毒しても細菌数は間もなく元に戻り，常時無菌化することも不可能である．したがって，床の消毒に注力するよりは，手指衛生による接触伝播の予防に重点を置くほうが，より効率的また効果的に医療関連感染を防ぐことになると考えられる．現時点では，床などの人の手との接触頻度が低い水平面に対し過剰な消毒を行うことは推奨されておらず，肉眼的にみえる汚染のない状態に保つことが求められている．

B. 壁，ブラインド，窓，カーテンなどの垂直面の清掃

　CDCは壁などの垂直面，ブラインド，窓，カーテンなどは，目にみえる汚染があるときに，清掃または交換を行うだけでよいとしている[1]．ブラインドはほこりがたまりやすいため定期的な除塵が必要である．患者のプライバシー保持のため

湿式清掃における洗浄液の汚染予防 ―オフロケーション法

　湿式清掃を行う場合，バケツの洗浄液の汚染が最小限に抑えられるオフロケーション法の導入がすすめられる．オフロケーション法とは，数枚のモップヘッドを準備し，床などを拭いたモップヘッドは再び洗浄液に漬けずに交換する方法である．すなわち，モップに1枚のモップヘッドを取りつけて，これを洗浄液に浸して絞り，清掃を行う．清掃が終了したら，モップヘッドを取り外して，新しいものと交換する．常に新しいモップヘッドが洗浄液に漬かるため，洗浄液の汚染は最小限で済む．バケツの洗浄液は毎日つくり替え，1日の終わりに残ったものは廃棄する．モップは洗濯し，十分に乾燥させる．バケツも洗浄し，乾燥させる．

に使用するカーテンは，薬剤耐性菌や *C. difficile* で汚染されていることが知られている[4,5]．一方でカーテンに関連した医療関連感染の報告はきわめて少ない．このようにカーテンは理論上感染源となる可能性が指摘されているが，実際に感染源となったことを示すデータは乏しく，強力な科学的根拠で支持される対策もない．そのため採用するカーテンの種類(布製，ディスポーザブル不織布)や交換頻度(週1回，退院時，汚染時)は医療施設によって異なる．カルバペネム耐性腸内細菌科細菌の予防に関するガイダンスでは，退院清掃の際にカーテンを交換することが推奨されている[6]．接触予防策を実施するすべての患者に対し，同様の運用を行う必要があるか否かはまだ明確ではない．いずれにしてもカーテンにはヒトの手が頻繁に触れることから，常に無菌化することはできない．患者に触れる前に手指衛生を行うことが，カーテンを含めあらゆる環境に触れた手を介した病原体の伝播予防には有効である．

C. 高頻度接触環境表面の清掃

ドアノブ，ベッド柵など手が頻繁に触れる高頻度接触環境表面(high-touch surfaces：HTS)は，患者が保有する病原体で常時，高度に汚染されている(図Ⅵ-5)．したがって，HTSは手で触れることが少ない環境表面に比べて，より頻繁に，またていねいな拭き掃除を行うことが推奨されている[1]．どの環境表面をHTSととらえるかは，病室の構造などにより異なるため，各施設でアセスメントを行う．薬剤耐性菌を保菌する患者病室のHTSの清掃には，低水準消毒薬を浸漬させたクロスなどを使用して，1日1回以上拭き掃除をすることが推奨されている[7]（表Ⅵ-13，Ⅵ-14）．*C. difficile* 感染症発生率が高い，あるいはアウトブレイクが起きている場合は，10倍希釈(5,000〜6,000 ppm)の次亜塩素酸ナトリウム溶液を用いることがすすめられている[8]．

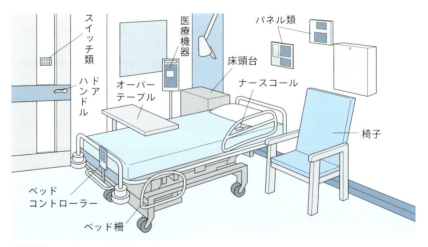

図Ⅵ-5 高頻度接触環境表面の例

表Ⅵ-13 環境表面に用いる主な消毒薬

種類	第四級アンモニウム塩	次亜塩素酸ナトリウム	加速化過酸化水素
抗微生物作用	細菌，エンベロープのあるウイルス，真菌	細菌，真菌，ウイルス，抗酸菌，芽胞[※1]	細菌，ウイルス，真菌，抗酸菌，芽胞[※2]
用途	ノンクリティカル環境面 耐性菌対策	C. difficile 対策 血液汚染処理 吐物処理	ノンクリティカル環境表面 血液汚染処理 吐物処理
特徴	ベンザルコニウム塩化物の使用に伴う職業喘息の症例報告あり	・正確な希釈と期限管理が必要 ・希釈不要のクロス製品あり ・皮膚や眼への刺激性 ・口腔内，食道，胃の化学的熱傷 ・500 ppm 以上で金属の腐食性，漂白作用 ・有機物で不活化	・接触時間が短い（細菌・ウイルスに30秒～1分程度） ・毒性が低い ・幅広い材質に適合 ・金属を腐食しない ・有機物で不活化されにくい ・比較的高価

※1　5,000 ppm で10分以内に C. difficile 芽胞を不活化
※2　4.5%過酸化水素を含む製品で10分間の接触により C. difficile 芽胞を不活化

[Provincial Infectious Disease Authority Committee (PIDAC). Best Practices for Environmental Cleaning for Prevention and Control of Infections In All Health Care Settings-2nd ed. 2012をもとに著者作成]

表Ⅵ-14 環境表面に用いる消毒薬を選択するにあたっての検討事項

- 成分 → 目的としている微生物に対する効果があるか
- 材質適合性 → 材質を傷めないか
- 作業者，患者への安全性 → 健康被害を起こさない，あるいは健康被害を防ぐための実践可能な手段があるか
- 接触時間 → 環境を拭いてから効果を発揮するまでの時間は短いか
- 開封前と開封後の使用期限
- その他
  ・内容量は適切か
  ・必要な時にすぐに使えるか
  ・蓋は閉めやすく，乾燥を防ぐことができるか
  ・香りは受け入れられるか
  ・拭きスジが残りやすいなどみた目の問題はないか

　また近年は，退院清掃後のHITSに残存する薬剤耐性菌やC. difficileが新たに入院する患者に伝播するリスクが指摘されている．これは，人の手作業による退院清掃の際に，拭き残しが生じるためである．手作業による退院清掃を補完するために，紫外線（UVC）や蒸気化過酸化水素を自動的に放出し，環境表面に生存する微生物を殺滅する対策を取り入れる医療施設が増えており，これらの対策を導入後に医療関連感染発生率の減少を認めたとの報告も出始めている（☞図Ⅱ-16）[9]．

D. 血液・体液汚染が生じた場所の清掃

　手袋を着用し，吸水性のある布や紙ですぐに汚染をぬぐい取ったうえで，100倍に希釈した次亜塩素酸ナトリウム（500～600 ppm）で清拭消毒を行う．大量の血

液や体液がこぼれた場合や検査室で血液や培養液がこぼれた場合は，10倍（5,000〜6,000 ppm）に希釈した次亜塩素酸ナトリウムを汚染部位に滴下し（一度汚染部位に吸収性のある紙などを敷いた上から滴下するとよい），汚染をぬぐい取ってから，再度，清拭消毒を行う[1]．

E. 手術室の清掃

手術と手術の間の清掃は通常不要である．血液汚染がある箇所は前項の要領で消毒を行う．塩素には金属腐食作用があるため，加速化過酸化水素を使用する医療施設もある（表VI-13）．また，日中あるいは夜間の最後の手術が終了した後，水平面の湿式清掃（モップによる清掃または湿式吸引清掃）を行う[1]（☞ 第III章 4D. 手術室の環境整備，p.68）．

F. 免疫不全患者の病室の清掃

造血細胞移植後など免疫状態が抑制されている患者の病室における清掃方法は，その他の患者病室における方法と大きくは変わらない．とくに注意を払うべき点として，清掃に使う洗浄液は新しくつくったものを使用し，新しい清掃用具を使用することや，ほこりを立てないように注意しながら集塵することなどがある．また，CDCは掃除機の排気口にHEPAフィルターを設置し，定期的に掃除機の内部を掃除，補修するとともに，病室外で掃除機を使用する場合は病室のドアを閉めたほうがよいとしている．また，掃除機のフィルターは定期的に交換することを勧告している[1]．

G. 清掃作業における注意点

1. 薬液の噴霧

清掃において，消毒薬や洗浄剤を噴霧することは推奨されない[1]．環境の清浄化には，汚れや微生物を"ぬぐう"ことにより物理的に除去することが効果を発揮するのであり，薬液を噴きつけるだけでは，そのような作用は生まれない．また，作業者や患者が噴霧された薬液を吸入することにより，健康被害を受けるおそれがある．

2. 集 塵

環境のほこりを除去することは重要であるが，その際，はたきなどを使ってほこりを立てると，ほこりの中に含まれる真菌などを患者が吸入するおそれが生じる．これはとくに免疫不全患者に対して，アスペルギルス症のリスクを高める行為となる．ほこりは空気中に飛散しないよう静かに拭いて除去する．

3. じゅうたんの使用

医療施設でじゅうたんを使用することによる感染リスクは明確ではないが、血液や体液による汚染が起こりやすい場所や患者ケア領域では避けたほうがよい。じゅうたんはフィルターなどを使ったほこりが立ちにくい掃除機を使って日常的に清掃を行い、一定の期間を定めて念入りなクリーニングを行う必要がある。また、濡れた場合はカビが発生するため、速やかに乾燥させるか、時間が経過しても乾燥しない場合は交換する。免疫不全患者の病室にじゅうたんは使用しないほうがよいとされる[1]。

4. 清掃カートの管理

清掃カートには清掃に用いる物品のみ搭載し、清潔な物品（清掃後の病室に設置する備品など）と清掃用具を混在させない。希釈を要する洗浄剤や消毒薬は、製造元が定めた濃度に希釈し、期限管理を行う。また、誤使用を避け、曝露（飛散、漏出、誤飲など）が起きた場合に適切に対処できるよう、ボトルには内容物に関する情報が書かれたラベルを貼付する。曝露が生じた場合、速やかに対処できるよう、安全データシート*の写しやこれを要約した手順書を搭載しておくのもよい。患者・利用者の曝露を防ぐために、病棟通路や待合など、不特定多数の人が利用する場所に置いたカートから作業者が一時的に離れる際は、ボトルを作業者が携帯するか、施錠管理を行う（図Ⅵ-6）。

> *__安全データシート__(safety data sheet：SDS)：化学製品に含まれる物質、ヒトや環境への影響、曝露が起きた場合の対処法などを記載した文書

5. 清掃作業員の研修

清掃作業員に対し、表Ⅵ-15に示すような項目について定期的に研修を行う。清掃を外部委託している医療施設では、清掃手順に関する研修は委託業者の管理者が実施するのが一般的であるが、感染対策担当者はその内容や頻度が医療施設の

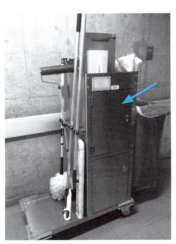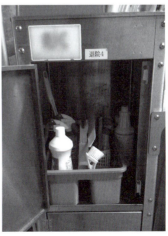

図Ⅵ-6 清掃カート（左）とカートの施錠可能な区画（矢印）に保管された洗浄剤/消毒薬

表Ⅵ-15　清掃作業に関する主な研修内容とポイント

研修内容	ポイント
清掃手順	清掃を行う箇所，順序，方法，頻度，手順などを指導
手指衛生の方法とタイミング	清掃を開始する前と終了後や，廃棄物を取り扱った手袋を取り外した後などの具体的なタイミングを指導
手袋を着脱する方法とタイミング	汚染された手袋を着用したままドアノブなどの環境に触れないよう，手袋の着脱の具体的なタイミングや着脱方法を指導
感染経路別予防策	感染経路別予防策を実施中の病室に入室する際に着用すべき個人防護具，その着脱方法とタイミングを指導
その他	清掃カートの管理，使用方法など

ニーズを満たすものであるか把握し，適宜改善の要望を伝えなくてはならない．また，指導された内容が実践されていることを定期的に評価し，不履行を認める場合は，管理者に速やかに伝達し改善を求める必要がある．

6. 清掃の質の評価

清掃の質を評価するためには，清掃が医療関連感染リスク(発生率)に与える影響を測定するのが理想的であるが，容易ではない．したがって，これまでさまざま

表Ⅵ-16　代表的な病院清掃の質評価の方法と特徴

目視によるモニタリング
・ほこりや有機物の存在を確認することができる．
・微生物汚染を測定できない．
・精度が低い（観察者間の差やホーソン効果）．
蛍光塗料とブラックライト
・安価である．
・微生物汚染の評価はできない．
アデノシン三リン酸(ATP)測定
・有機物を検知する．
・比較的安価で容易である．
・ATPと微生物数の相関は乏しい．
・医療関連感染リスクを予測する基準値がない．
細菌培養検査
・採取法による感度の違い（スワブGPC＜GNR，スタンプ培地GPC＞GNR），材質，時間帯，場所などの影響を受ける．
・医療関連感染リスクを予測する基準値がない．
・費用がかかる．
・検査面積が狭い．

GPC：gram positive coccus グラム陽性球菌
GNR：gram negative rod グラム陰性桿菌

[Tasmanian Infection Prevention and Control Unit (TIPCU), Department of Health and Human Services, Tasmania: Evaluating environmental cleanliness in hospitals and other healthcare settings (2012).〈https://www.dhhs.tas.gov.au/_data/assets/pdf_file/0006/92481/TIPCU_Environmental_Hygiene_Assessment_Report_2012.pdf〉(2018年6月14日参照)より引用]

な代替指標を用いて清掃の質が評価されてきた(**表Ⅵ-16**).いずれにも長所と短所がある.ATP測定や細菌培養検査は,得られた数値が高ければ汚染度が高いと推測できるものの,医療関連感染リスクと相関する基準値がないため,解釈が難しい.どの方法を用いるにしても,清掃の質の評価は委託業者任せにせず,医療施設側の担当者が委託業者と協力しながら評価し,改善策を検討することが重要である.課題はすぐに解決可能なこともあれば,契約内容の変更を要する場合もある.感染対策担当者は,このような検討に積極的に参加し,感染対策上のリスクと考えられる課題があれば,その解決に努めなければならない.

引用文献

1) CDC: Guidelines for Environmental Infection Control in Health-Care Facilities(2003).〈https://www.cdc.gov/infectioncontrol/pdf/guidelines/environmental-guidelines.pdf〉(2018年6月14日参照)
2) Ballemans CA, et al: Dry cleaning or wet mopping: comparison of bacterial colony counts in the hospital environment. J Hosp Infect **53**(2): 150-152, 2003
3) Deshpande A, et al: Are hospital floors an underappreciated reservoir for transmission of health care-associated pathogens? Am J Infect Control **45**(3): 336-338, 2017
4) Ohl M, et al: Hospital privacy curtains are frequently and rapidly contaminated with potentially pathogenic bacteria. Am J Infect Control **40**(10): 904-906, 2012
5) Trillis F 3rd, et al: Contamination of hospital curtains with healthcare-associated pathogens. Infect Control Hosp Epidemiol **29**(11): 1074-1076, 2008
6) Carbapenem-resistant Enterobacteriaceae: A strategic roadmap for infection control. Infect Control Hosp Epidemiol **38**(5): 580-594, 2017
7) CDC: Management of Multidrug-Resistant Organisms in Healthcare Settings(2006).〈https://www.cdc.gov/infectioncontrol/guidelines/mdro/index.html〉(2018年6月14日参照)
8) Dubberke ER, et al: Strategies to prevent Clostridium difficile infections in acute care hospitals: 2014 Update. Infect Control Hosp Epidemiol **35**(6): 628-645, 2014
9) Anderson DJ, et al: Enhanced terminal room disinfection and acquisition and infection caused by multidrug-resistant organisms and Clostridium difficile(the Benefits of Enhanced Terminal Room Disinfection study): a cluster-randomised, multicentre, crossover study. Lancet **389**(10071): 805-814, 2017

6 洗　濯

使用済みのリネン（シーツ類，タオル，衣類など）には多数の微生物が存在するが，医療関連感染の直接的な原因になることはきわめてまれであると考えられており，標準予防策を実施することで伝播予防が可能である．

A. リネン

1. 使用済みリネンの取り扱い

使用済みリネンを振ったり，放り投げたりするとほこりに含まれる微生物が飛散するため，静かに取り扱う[1]．また使用済みリネンを抱えてもち運ばずに済むよう，使用済みリネンを入れる袋や容器は予め作業場所付近に移動させておく．使用済みリネンをもち運ばなくてはならない場合は，身体に密着しないよう，小さくまとめて搬送する．

使用済みリネンの一次保管庫には，使用済みリネンの保管とは無関係の物品は置かない（図Ⅵ-7）．リネンハンパーには蓋が設置されていることが望ましい．また，使用済みリネンを中央の洗濯室に搬送する際は，環境を汚染しないよう，袋や容器を密閉する．

2. 感染性のあるリネンとは

標準予防策の考え方に基づき，検査などで知られている感染の有無に関係なく，血液や体液で汚染されたリネンは感染性があると考えて取り扱う[1]．未治療の角化型疥癬，シラミ症の患者が使用したリネンも感染性リネンとして取り扱う．感染性リネンは，防水性の袋または熱水で溶解する洗濯袋（水溶性ランドリーバッグ）

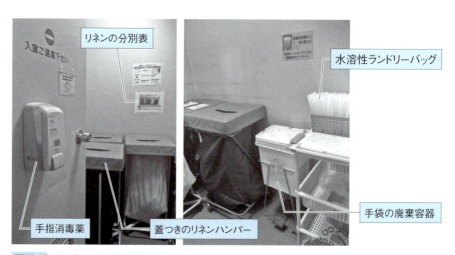

図Ⅵ-7 汚染リネン保管庫

に密封する.また,これらの袋を一時的に保管するリネンバッグやハンパーには,色やサインなどから感染性リネンが収納されていることがわかるような表示を行う.

3. リネンの洗濯

　感染性,非感染性にかかわらず,国内では80℃で10分以上の熱水による洗濯が標準的である[2].CDCは71℃以上で25分以上の洗濯を推奨している[3].これらの設定温度・時間以下で洗濯を行う場合は,次亜塩素酸ナトリウムなどの消毒薬の併用が勧められる.手術などの際に組織に直接触れる一部の布製品を除き,NICUやICUに入室中の重症患者に使用するリネンを滅菌する必要はない.洗い終わったばかりのリネンには少数の細菌が存在するため,リネンを十分に乾燥させることがその後の細菌増殖を抑えるうえで重要である.

4. 洗濯に従事する職員の感染予防

　使用済みリネンの仕分け作業には,混入している鋭利器材や付着している血液・体液による針刺し・切創・粘膜/創傷汚染のリスクが伴う.そのため,作業時には耐貫通性の手袋(図VI-8)やガウン,フェイスシールドなどの個人防護具(PPE)を装着するとともに,アクセスのよい場所に手洗い設備を設ける.

5. 清潔なリネンの管理

　洗濯済みのリネンはほこりがつかないよう清潔なリネン専用のカートなどで搬送し,扉のある棚や引き出しに入れて保管する(図VI-9).

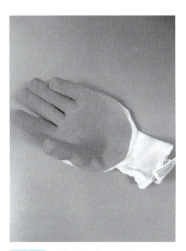

図VI-8　耐貫通性の手袋
使用後は洗濯する.

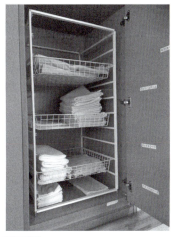

図VI-9　洗濯済みリネンの保管方法の一例

B. 布団，枕

　布団・枕は，リネンと同様の温度・時間設定で洗濯が可能な素材のものを選ぶのが望ましい．交換頻度は，患者の退院時と汚染発生時が基本である．熱水消毒が不可能な素材を使用している場合は，次亜塩素酸ナトリウムへの浸漬などで対応する．その他の取り扱いはリネンと同様である．

C. マットレス

　マットレスは常に乾燥した状態に保ち，少なくとも汚染や破損が発生した場合には交換する．マットレスは洗浄できる素材のものを用いるか，洗浄できなければ防水性カバーを使用し，患者ごとにカバーを低水準消毒薬で清拭消毒するか洗濯する．カバーに破れやすり切れ，除去できない汚染などがみられる場合は，交換する．

引用文献

1) Centers for Disease Control and Prevention: Guideline for Isolation Precautions: Preventing Transmission of Infectious Agents in Healthcare Settings 2007. ⟨http://www.cdc.gov/ncidod/dhqp/gl_isolation.html⟩（2018年6月14日参照）
2) 小林寛伊ほか：新版 増補版 消毒と滅菌のガイドライン，へるす出版，2015
3) CDC: Guidelines for Environmental Infection Control in Health-Care Facilities（2003）.⟨https://www.cdc.gov/infectioncontrol/pdf/guidelines/environmental-guidelines.pdf⟩（2018年6月14日参照）

7 感染性廃棄物の管理

　医療施設から排出される廃棄物は，「廃棄物の処理及び清掃に関する法律」（以下「廃棄物処理法」）に基づいて処理することが定められている．同法において，医療施設は，医療行為に伴い排出した廃棄物を自らの責任において適正に処理する「排出事業者責任」を負うとされている[1]．同法に基づく廃棄物管理については「廃棄物処理法に基づく感染性廃棄物処理マニュアル」に詳しく解説されているため，最新版を参考にされたい．

　また廃棄物処理法に基づく規制とは別に，安全な感染性廃棄物の管理のために医療施設が自主的に実施するとよい取り組みを参考までに紹介する（図Ⅵ-10）．

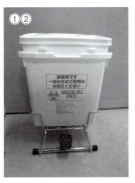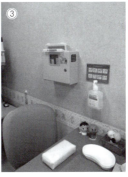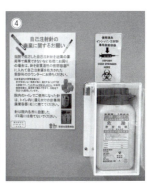

図Ⅵ-10　安全な廃棄物管理のための取り組み例
①手を使わずに感染性廃棄物容器の蓋を開閉することができる．
②病院利用者が感染性廃棄物容器を使用しないよう注意書きを印字する．
③鋭利物専用廃棄物容器は小児の手が届かない位置に設置する．
④パブリックトイレに鋭利物専用廃棄物容器を設置する．
⑤分別方法はわかりやすく，複雑すぎないようにする．

引用文献

1) 環境省大臣官房 廃棄物・リサイクル対策部：廃棄物処理法に基づく感染性廃棄物処理マニュアル，平成29年3月

8 給 食

A. 特定給食施設における食品衛生管理

厚生労働省は，HACCP（ハサップ）の概念（☞ keyword）に基づく「大量調理施設衛生管理マニュアル」（以下，「大量調理マニュアル」）を策定し，同一メニューを1回に300食以上または1日あたり750食以上提供する特定給食施設に適応するよう指導を行っている[1]．これより小規模の施設でも本マニュアルに準拠している場合が多い．

B. 病棟配膳室における食品衛生管理

食品や食器を保管する病棟配膳室でも，病院食を調理する厨房で行う食品衛生管理の原則を適応するのが望ましい（表Ⅵ-17）．

C. 食中毒の集団発生の早期発見と対応

一時期に複数の患者や訪問者に嘔吐や下痢を認めた場合は，集団食中毒が疑われる．このような状況が発生した場合は，速やかに感染対策担当者に報告される体制を日ごろから構築しておく必要がある．連絡を受けた感染対策担当者は，胃腸炎症状を認めた患者の属性（氏名，生年月日，病棟，入退院日など），症状，症状が出現した日と場所などからなる"人，場所，時間"に関する情報を収集する．また，

表Ⅵ-17　病棟配膳室における食品衛生管理のポイント

- 患者用食品は専用の冷蔵庫・冷凍庫に保管する．
- 冷蔵庫，冷凍庫，室温の温度確認と記録を行う．
- 配膳室に保管する食品の期限管理を行う．
- 患者給食の保管期限を厳守する．
- 配膳室で使用する食器類は80℃10分以上の消毒を行い，清潔な場所に保管する．
- 調理台，トースター，電子レンジなどは定期的に清掃する．
- 水平面の除塵を行う．

keyword：HACCP（ハサップ）

Hazard analysis（危害分析）とcritical control points（重要管理点）の略である．食品の全製造工程における危害（微生物汚染や異物混入など）について調査，分析し，これを予防するための重要管理点を特定したうえで，継続的な監視，記録を行い，異常を認めた時点で速やかに対策を講じる食品衛生管理の手法である．もともとは1960年代に宇宙食の安全性確保のために米国で開発され，国連食糧農業機関（FAO）と世界保健機関（WHO）の合同機関である食品規格（CODEX）委員会が公表し，各国での採用を推奨している[2]．

これらの情報をもとに簡単な疾患定義を作成し，これに該当する他の患者がいないか積極的に情報収集を行う．食中毒の集団発生が疑われる場合は，保健所に連絡する．

　大量調理マニュアルでは，原材料および調理済み食品の一部を2週間以上冷凍保存することが求められている[1]．保健所の指示により保存されている食品と，発症者が摂取した食品のリストを提示する．また，調理担当者や職員に胃腸炎症状を認める人がいなかったか，あるいは調理の際の感染対策の不履行がなかったかなどについて確認を行う．

引用文献

1) 厚生労働省：大量調理施設衛生管理マニュアル．〈http://www.mhlw.go.jp/file/06-Seisakujouhou-11130500-Shokuhinanzenbu/0000168026.pdf〉（2018年6月14日参照）

2) 厚生労働省：HACCP（ハサップ）．〈http://www.mhlw.go.jp/stf/seisakunitsuite/bunya/kenkou_iryou/shokuhin/haccp/index.html〉（2018年6月14日参照）

資料 医療環境インスペクション・チェックリスト

病棟

	薬剤調製エリア	該当する項目に✓		
		はい	いいえ	該当なし
1	シリンジ等の滅菌物の保管場所に汚染を認めない．			
2	シリンジ等の滅菌物の保管場所に非滅菌物(文具，駆血帯等)を保管していない．			
3	注射製剤のつくり置きがない．			
4	薬剤調製台の上に物品を置いていない．			
5	複数回使用バイアルに開封日が記載され，期限(1ヵ月以内)切れではない．			
6	その他の期限切れの薬品がない．			
7	薬品用冷蔵庫に薬品以外のモノを保管していない．			
8	薬品用冷蔵庫の温度を毎日測定し，記録している．			
9	薬品用冷蔵庫の温度に異常値を認めた場合は，1時間後に再検する，修理を依頼するなど適切な対応を行っている．			
10	薬剤調製に使用する個人防護具(手袋，シールドマスク，ガウン，キャップなど)を設置している．			
11	安全な注射処置(薬剤調製やバイアル管理等)の手順を示したポスターを掲示している．			
12	薬剤調製に使用した針専用廃棄容器の内容量が交換目安を示す線を越えていない．			
13	廃棄物の分別が適切に行われている．			
14	患者病室から回収した物品や感染性廃棄物がもち込まれていない．			
15	薬剤調製エリアで物品の洗浄を行っていない．			
16	シンクの下にモノを保管していない．			
17	シンクにカビやその他の汚染がない．			
18	シンクからの水漏れがない．			
19	天井・壁面・床に破損，水漏れのあと，目視可能な汚染がない．			
20	水平面や高所にほこりの蓄積がない．			
その他				

	配膳室	該当する項目に✓		
		はい	いいえ	該当なし
1	冷蔵庫内の食品に病院が指定する患者識別子を2つ以上(患者氏名，生年月日)貼付している．			
2	冷蔵庫の中に定められた用途外のモノを保管していない．			
3	氷用トングは専用容器に保管している．			
4	冷蔵庫・冷凍庫・室温を毎日測定し，記録している．			
5	温度に異常値を認めた場合は，1時間後に再検する，修理を依頼するなど対応を行っている．			
6	期限が不明/期限切れの食品を保管していない．			
7	経管栄養などの在庫量が適正である．			
8	保管している食器/ポットが清潔である．			
9	電子レンジ，トースター，食器乾燥器が清潔である．			

10	廃棄物の分別が適切に行われている．				
11	洗浄用具に汚染がなく，乾燥しやすい方法で保管しており，定められた頻度で交換している．				
12	シンクの下にモノを保管していない．				
13	シンクにカビやその他の汚染がない．				
14	シンクからの水漏れがない．				
15	天井・壁面・床に破損，水漏れのあと，目視可能な汚染がない．				
16	水平面や高所にほこりの蓄積がない．				
その他					

	病室入口・通路	該当する項目に✓		
		はい	いいえ	該当なし
1	手指消毒薬に使用開始日の記載があり，期限切れではない．			
2	手指消毒薬ディスペンサーやホルダーに破損がない．			
3	個人防護具が病室入口に設置されている．			
4	個人防護具が落下し，汚染されるおそれがない．			
5	個人防護具は専用ホルダーに入れて使用している．			
6	空気感染隔離室の微差圧計が−2.5 pa 以下の陰圧を示している．			
7	感染性廃棄物容器の上にモノが置かれていない．			
8	天井・壁面・床に破損，水漏れのあと，目視可能な汚染がない．			
9	水平面や高所にほこりの蓄積がない．			
10	避難経路に障害物を置いていない．			
その他				

	汚物室	該当する項目に✓		
		はい	いいえ	該当なし
1	汚物室出入り口に手指消毒薬，手袋，エプロン，シールドマスクが設置されている．			
2	個人防護具は専用ホルダーに入れて使用している．			
3	手指消毒薬に使用開始日の記載があり，期限切れではない．			
4	汚物室の床にモノを直接置いていない．			
5	清潔な物品を戸棚の中に整然と保管している．			
6	使用頻度が低い消毒薬を保管していない．			
7	最新の廃棄物分別表が貼付されている．			
8	廃棄物の分別が適切に行われている．			
9	天井・壁面・床に破損，水漏れのあと，目視可能な汚染がない．			
10	水平面や高所にほこりの蓄積がない．			
その他				

	浴　室	該当する項目に✓		
		はい	いいえ	該当なし
1	未消毒の入浴介助用品に「未消毒」シールを貼り，消毒済のモノと離して一次保管している．			

2	消毒済みの入浴介助用品に「消毒済」シール（☞写真矢印）が貼られており，未消毒のモノと離して保管している．	
3	入浴介助用品にカビやその他の汚染がみられない．	
4	入浴介助物品は乾燥しやすい状態（☞写真）で保管されている．	
5	浴槽・附属品にカビやその他の汚染がみられない．	
6	入浴介助物品に使用する低水準消毒薬に開封日が記載され，期限切れではない．	
7	天井・壁面・床に破損，水漏れのあと，目視可能な汚染がない．	
8	水平面や高所にほこりの蓄積がない．	
その他		

	清潔リネン・汚染リネン	該当する項目に✓		
		はい	いいえ	該当なし
1	清潔リネンは密閉性のある棚・容器に保管している．			
2	清潔リネン保管場所にカビやその他の汚れを認めない．			
3	汚染リネン庫内のハンパーに蓋がある．			
4	汚染リネン庫内のハンパーの蓋の上にモノを置いていない．			
5	汚染リネン庫内の廃棄物容器の上にモノを置いていない．			
6	汚染リネン庫内の床に直接にモノを置いていない．			
7	汚染リネン庫内に汚染リネン管理とは無関係のモノを置いていない．			
8	汚染リネン庫の出入り口に開封日が記載された手指消毒薬を設置しており，期限切れではない．			
9	天井・壁面・床に破損，水漏れのあと，目視可能な汚染がない．			
10	水平面や高所にほこりの蓄積がない．			
その他				

	診療材料	該当する項目に✓		
		はい	いいえ	該当なし
1	期限切れ/不明の診療材料がみられない．			
2	診療材料は清潔性を維持できる棚/容器に保管している（保管期間が長期化する場合は閉鎖された棚・容器に保管）．			
3	診療材料は，床から20 cm以上，天井から50 cm以上，壁から5 cm以上離れている．			
4	診療材料を保管する場所にほこりの蓄積や汚染を認めない．			
5	開封済みの滅菌物を保管または使用していない．			
その他				

	ナースステーション	該当する項目に✓		
		はい	いいえ	該当なし
1	PCカートに搭載している清潔な物品と不潔な物品が混在していない.			
2	PCキーボードカバーを使用し，定められた頻度で消毒，交換している.			
3	飲食が行われていない.			
4	床の清掃が可能である(コード類・モノが置かれていない).			
5	清掃用具保管庫内は整理整頓されている.			
6	医療機器保管庫内は整理整頓されている.			
7	スタッフエリアは整理整頓されている.			
8	カート等に設置された鋭利物専用廃棄容器に転倒のリスクがなく，内容量が交換目安を示す線を越えていない.			
9	天井・壁面・床に破損，水漏れのあと，目視可能な汚染がない.			
10	水平面や高所にほこりの蓄積がない.			
その他				

建築・改築・解体工事

	工事エリア	該当する項目に✓		
		はい	いいえ	該当なし
1	工事エリアであることを示す表示がある.			
2	工事エリアの出入り口が定められている.			
3	工事エリアの出入り口は常に閉鎖されており，無人の場合は施錠されている.			
4	患者や家族が工事エリアを通過しないよう迂回路を案内する表示がある.			
5	作業員の通路が定められている.			
6	作業員の着衣は塵埃等で汚染されていない.			
7	器材の搬入・搬出経路が定められている.			
8	器材や瓦礫は密閉された状態で搬出されている.			
9	リスクに見合った隔壁(仮囲い・ビニールシートなど)が設置されている.			
10	隔壁に隙間や破損がない.			
11	塵埃を生じる工事エリアには前室が設けられている.			
12	工事エリアの出入口にダストマットと粘着マットが敷かれている.			
13	工事エリアを清掃するための清掃用具が準備されている.			
14	工事エリアの外に塵埃を認めない.			
15	工事エリア内の空調システムは停止されているか単独である.			
16	陰圧が決められた頻度でモニタリングされ，記録されており，異常値がない(☞次頁の 表).			
17	1日の作業終了時に清掃が行われ，埃や他の汚れがみられない.			
18	工事エリア外の病院職員がエリア内の作業員に連絡する手段がある(例：騒音が工事エリア外に響いていることを知らせるブザーや内線電話などの手段がある).			
19	病院職員が工事エリアに立ち入る際の手順が定められている.			
20	避難経路および避難経路サインの妨げとなっていない.			
21	火災リスクがある場合は消火器が設置されている.			

表 作業エリアの陰圧確認表：測定場所【病室前仮囲】

4クール		作業開始前	作業中	作業終了時	備考
1日目	3月5日	○	○	○	
2日目	3月6日	○	○	○	
3日目	3月7日	○	○	○	
4日目	3月8日	○	○	○	
〜〜〜	〜〜〜	〜〜〜	〜〜〜	〜〜〜	
9日目	3月13日	○	○		
10日目	3月14日				
11日目	3月15日				

記入例　○：陰圧である　×：陰圧でない
確認方法：出入り口付近の吹き流しにて目視．スモークテスターにて試験確認．

リネン管理室

	リネン管理室（汚染エリア）	該当する項目に✓		
		はい	いいえ	該当なし
1	感染性リネンがその他のリネンと分別されている．			
2	使用済みリネンはリネンバッグに密閉して搬送している．			
3	使用済みリネン搬送用カートに汚染がみられない．			
4	仕分け作業中は個人防護具（耐貫通性手袋，ガウン，マスク，フェイスシールド）を着用している．			
5	水平面や高所にほこりの蓄積がない．			
6	天井・壁面・床に破損，水漏れのあと，目視可能な汚染がない．			
7	床に直接モノを置いておらず，清掃可能である．			
8	洗濯機・乾燥機の温度確認と記録を実施している．			
9	洗濯機・乾燥機の定期点検日を示すラベルが貼付されており，期限切れではない．			
その他				

	リネン管理室（清潔エリア）	該当する項目に✓		
		はい	いいえ	該当なし
1	清潔なリネンは閉鎖された棚に床から20 cm以上，天井から50 cm以上，壁から5 cm以上離して保管している．			
2	清潔なリネンは閉鎖されたカートで搬送している．			
3	水平面や高所にほこりの蓄積がない．			
4	天井・壁面・床に破損，水漏れのあと，目視可能な汚染がない．			
5	床に直接モノを置いておらず，床が清掃可能である．			
その他				

中央滅菌室

	洗浄エリア	該当する項目に✓		
		はい	いいえ	該当なし
1	入口が整理整頓されている．			
2	作業員は個人防護具（ガウン，シールドマスク，手袋，長靴）を着用している．			

3	使用済みの個人防護具を適切に廃棄している(つるして保管していない).				
4	手指消毒薬に開封日が記載されており,使用期限切れではない.				
5	洗眼器の定期点検が行われており,記録がある.				
6	手洗い用シンクの周囲が清潔である.				
7	不潔な器材と清潔な器材が交差/隣接していない.				
8	水平面や高所にほこりの蓄積がない.				
9	天井・壁面・床に破損,水漏れのあと,目視可能な汚染がない.				
10	床に直接モノを置いておらず,清掃可能である.				
11	洗浄装置に汚染がみられない.				
12	手術室から搬入される使用済み手術器材はおおわれている.				
13	洗浄用具(ブラシ等)に汚染がみられず乾燥しやすい方法で保管しており,定められた頻度で交換している.				
14	定められた濃度で洗浄剤を調製している.				
15	器材を定められた時間,浸漬している(タイマーを使って確認).				
16	廃棄物容器には蓋があり,清潔な物品と隣接していない.				
17	洗浄器の定期点検日を示すラベルが貼付されており,期限切れではない.				
その他					

	組み立て・滅菌エリア	該当する項目に✓		
		はい	いいえ	該当なし
1	水平面や高所にほこりの蓄積がない.			
2	天井・壁面・床に破損,水漏れのあと,目視可能な汚染がない.			
3	床に直接モノを置いておらず,床が清掃可能である.			
4	滅菌装置に汚染がみられない.			
5	EOG滅菌エリアの扉を常時閉鎖しており,運転中であることを示すサインを活用している.			
6	EOG滅菌エリアの中と外に防毒マスクをフィルターを装着した状態で準備している.			
7	スタッフはEOG用マスクを装着すべき場面を回答し,装着することができる.			
8	乾燥器の温度が記録されており,異常値があった場合の対応が行われている.			
9	滅菌器,乾燥器の定期点検日を示すラベルが貼付されており,期限切れではない.			
10	滅菌保証が行われ,記録が保管されている.			
11	滅菌物の保管エリアはその他のエリアとは隔てられており,陽圧に維持されている.			
12	滅菌物は床から20 cm以上,天井から50 cm以上,壁から5 cm以上離して保管している.			
その他				

	診療材料倉庫	該当する項目に✓		
		はい	いいえ	該当なし
1	水平面や高所にほこりの蓄積がない.			
2	天井・壁面・床に破損,水漏れのあと,目視可能な汚染がない.			
3	床に直接物を置いておらず,床が清掃可能である.			
4	物品が床に落下するおそれがない.			
5	物品は床から20 cm以上,天井から50 cm以上,外壁から5 cm以上離して保管している.			

		該当する項目に✓		
6	先入れ先出しが行われている．			
7	カビやほこりなどで汚染された段ボール箱が保管されていない．			
その他				

	事務室	該当する項目に✓		
		はい	いいえ	該当なし
1	水平面や高所にほこりの蓄積がない．			
2	天井・壁面・床に破損，水漏れのあと，目視可能な汚染がない．			
3	シンクの周囲が清潔である．			
4	整理整頓されている．			
5	床に直接モノを置いておらず，床が清掃可能である．			
6	研修の記録が保管され，各職員が実践することができる業務の範疇が明確である．			
その他				

厨　房

	食品保管庫（乾物・冷蔵庫・冷凍庫）	該当する項目に✓		
		はい	いいえ	該当なし
1	食品搬入口が清潔である．			
2	検品エリアに不潔な物品／モノが置かれていない．			
3	食品に開封日・使用期限を記載しており期限切れ／不明の食品がない．			
4	生鮮食品に使用予定日を貼付しており期限切れ／不明の食品がない．			
5	冷蔵・冷凍庫の温度が記録されており，異常値を認めた場合に対応が行われている．			
6	冷蔵・冷凍庫の定期点検日を示すラベルが貼付されており，期限切れではない．			
7	食品は床から20 cm以上，天井から50 cm以上，外壁から5 cm以上離して保管している．			
8	汚染された段ボール箱が保管されていない．			
9	缶に凹みや破損がない．			
10	水平面や高所にほこりの蓄積がない．			
11	天井・壁面・床に破損，水漏れのあと，目視可能な汚染がない．			
12	職員の飲食物が置かれていない．			
13	床に直接モノを置いておらず，清掃可能である．			
その他				

	調理・洗浄エリア	該当する項目に✓		
		はい	いいえ	該当なし
1	洗浄機・乾燥機・配膳車の温度が記録されており，異常値を認めた場合に対応が行われている．			
2	洗浄機・乾燥機・配膳車の定期点検日を示すラベルが貼付されており，期限切れではない．			
3	生の牛肉・豚肉，鶏肉，魚，野菜の調理に使用する包丁，まな板等は用途を表示し，区別して使用している．			
4	手袋の使用基準が明確であり，遵守されている．			
5	調味料に使用期限が記載されており，期限切れではない．			
6	調理用具や食器を棚の中に清潔に保管している．			

7	洗剤・消毒薬にラベルが貼付され,使用期限が明確である(使用期限がない場合はそのことが明記されている).			
8	洗浄用具に汚染がなく,乾燥しやすい方法で保管しており,定められた頻度で交換している.			
9	天井の空調機から結露の落下がない.			
10	水平面や高所にほこりの蓄積がない.			
11	天井・壁面・床に破損,水漏れのあと,目視可能な汚染がない.			
12	調理用シンク,調理台,手洗いシンクの周囲が清潔である.			
13	手指消毒薬に開封日が記載されており,期限切れではない.			
14	職員の飲食物が置かれていない.			
15	床が乾燥している.			
16	床に直接モノを置いておらず,清掃可能である.			
その他				

VII 部門別感染対策

1 外来における感染対策

A. 外来における医療関連感染リスク

ウォークインや救急車で搬送される患者が受診する内科外来や救急外来(以下,外来)では,患者に関する事前情報が限られるため,ヒトからヒトに伝播する感染症の発見が遅れ,二次感染のリスクが生じることがある(表VII-1).また,初期診療の際に医療従事者が血液・体液に曝露する機会も多い.

B. 外来における標準予防策のポイント

1. 手指衛生

患者が1日のほとんどの時間を病室内で過ごす病棟と異なり,外来では**患者ゾーン**(☞ 第II章 **2 手指衛生**, p.8)が待合→診察室→検査室のように頻繁に移動し,患者ゾーンへの出入りや処置の機会も多いため,WHOが推奨する手指衛生のタイミングは直観的に理解しにくい[1].このような臨床現場では,手指衛生を要する具体的な場面例を示すことで,適切な手指衛生のタイミングがよりわかりやすくなる(図VII-1).

表VII-1 外来で問題となりやすいヒト−ヒト伝播する感染症・病原体

感染経路	感染症・病原体
接触感染	感染性胃腸炎 薬剤耐性菌 角化型疥癬 接触感染する輸入感染症(エボラウイルス疾患など)
飛沫感染	インフルエンザ マイコプラズマ肺炎 風疹 ムンプス 飛沫感染する輸入感染症(中東呼吸器症候群など)
空気感染	結核 麻疹 水痘 空気感染の可能性が否定できない新興感染症(新型インフルエンザなど)
経皮的・経粘膜的曝露	B型肝炎ウイルス(HBV),C型肝炎ウイルス(HCV),ヒト免疫不全ウイルス(HIV)などの血液媒介ウイルス

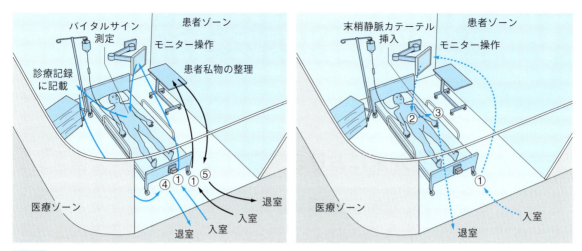

図Ⅶ-1 WHOが推奨する手指衛生タイミングに基づく具体的な場面例

図中の①②③④⑤はそれぞれタイミング1（患者に触れる前※），2（清潔/無菌操作の前），3（体液曝露リスクの後），4（患者に触れた後），5（患者周囲環境に触れた後）を表す．

青実線————：医療ゾーンから患者ゾーンに入る①のタイミングで手指衛生を行うことで，医療ゾーンに存在する微生物が手指を介して患者ゾーン内の患者，モノ，環境を汚染するのを防ぐ．患者ゾーン内のモノ（モニター）に触れた後，患者に触れる（バイタルサイン測定）前の手指衛生は不要である．患者に触れた後，患者ゾーン内のモノ（診療記録）に触れる前の手指衛生も不要である．患者ゾーン内で手指に付着した微生物を医療ゾーンにもち出さないために④のタイミングで手指衛生を行い，退室する．

黒実線————：患者には触れないが，医療ゾーンに存在する微生物で患者ゾーンのモノや環境が汚染されないよう，①タイミングで手指衛生を行う．同様に，患者ゾーン内の微生物を医療ゾーンにもち出さないよう，⑤のタイミングで手指衛生を行う．

※WHOが推奨するタイミング1には患者ゾーン内の環境に触れる前の手指衛生は含まれない．一方，カナダオンタリオ州の手指衛生ガイドライン（▶第Ⅱ章 解説⑥，p.14）が推奨するタイミング1には患者に触れる前と患者ゾーン内の環境に触れる前の両方が含まれている．筆者は患者ゾーンに入った後，患者に触れなくとも環境に触れる前に手指衛生を行うことが望ましいと考える．

青破線・・・・・・：医療ゾーンから患者ゾーンに入る①のタイミングで手指衛生を行う．末梢静脈カテーテル挿入の際，手袋を着用する直前②に手指衛生を行うことで血流感染のリスクを防ぐ．手技を終了して手袋を取り外した直後③に再度手指衛生を行い，患者から医療従事者への微生物の伝播を防ぐ．③の直後に退室する場合，退室時の手指衛生は不要となる．

2．咳エチケット

混雑する待合エリアには，インフルエンザや結核など，咳やくしゃみを介して飛沫または空気伝播する感染症が伝播するリスクが存在する．**咳エチケット**は，咳やくしゃみのある患者が外科用マスクを着用するか，咳やくしゃみをするときにティッシュで口元を覆う対策である[2]．咳エチケットを推進するには，実践方法を記したポスターを病院出入り口や受付カウンターなど目につきやすい場所に掲示し，マスクやティッシュをもたない患者がこれらをタイムリーに使用できる体制を整える．また，咳やくしゃみを手で受けた場合は手洗いが行えるよう，外来トイレの手洗い用シンク付近に石けんとペーパータオルを設置する．外来に手洗い用シンクがない場合は，受付カウンターなどに手指消毒薬を設置する．また，待合エリアに呼吸器症状のある患者専用の区画を設けるか，これが難しければ椅子を背中合わせにするなどして，呼吸器症状のある患者とない患者が向かい合わずに済むよう工夫する．

C. 外来における感染経路別予防策のポイント

1. 接触予防策

a. 感染性胃腸炎

　嘔吐・下痢症状のある患者は，原因にかかわらず他の患者から離れた場所で待機してもらうのが望ましい．とくにノロウイルス感染症の流行期には，吐物や排泄物を介した感染を防ぐため，受付で消化器症状のある患者の迅速なトリアージを行い，壁またはカーテンで区切られたスペースに誘導する[3]．ノロウイルス感染症患者の吐物や排泄物に触れた職員は二次感染のリスクが高いため，潜伏期間後に消化器症状を認めた場合は，感染性期間の就業停止を検討する．また，吐物や排泄物で汚染された環境を清浄化する手順を取り決め，必要に応じて練習する．

b. 薬剤耐性菌

　薬剤耐性菌を保菌している可能性が高い患者（例：海外を含む他の医療施設や高齢者施設からの転入院患者，長期にわたりカテーテルやドレーン類を留置している患者，入退院を繰り返している患者など）が受診した場合は，接触予防策を実施するのが望ましい[1,4]．保菌の可能性が高い患者の条件は，あらかじめ関係者で検討し，決定する．保菌歴のある患者は，外来受診のたびに保菌の事実や菌種がわかるような運用（例：カルテに保菌歴の記載箇所があるなど）を設けることにより外来で接触予防策をタイムリーに開始することができる．

c. 角化型疥癬などの皮膚感染症

　広範囲な皮膚病変のある患者には，原因が特定される前から接触予防策を開始することがすすめられる[1]．

2. 飛沫予防策

　インフルエンザやマイコプラズマ肺炎など，飛沫を介して伝播する感染症を防ぐ基本となるのは，咳エチケットと手指衛生を中心とした標準予防策である．症状や接触歴などからインフルエンザが疑われる場合は，迅速診断検査の結果によらず飛沫予防策を実施する[2,5]．

3. 空気予防策

　外来で空気を介して二次感染するリスクが高い感染症は，排菌のある肺，気管・気管支および喉頭結核（以下，結核），麻疹と水痘である．これらの感染症に罹患した患者が頻繁に受診する医療施設では，空気感染隔離室の設置を検討する[6]．結核を積極的に疑う必要がある症状・所見およびリスクファクターのある患者が受診した場合は，喀痰塗抹検査を実施し，症状（咳など）や検査所見（塗抹検査陽性，画像上の空洞所見など）から排菌が疑われる場合は，速やかに空気感染隔離室に収容する（☞第Ⅳ章 2 結核, p.81）．空気感染隔離室がない場合は，通常の個室に収容する．結核患者に接する機会の多い外来職員は結核感染のリスクが高いこと

から，定期健康診断の一環として**インターフェロンγ遊離試験（IGRA）**を実施することを検討する[7]．

D. 他の部門や医療施設との情報共有

　ヒト-ヒト伝播する感染症に罹患した外来患者が，検査室や病棟などの他部門に移動することがある．また，患者の検査等のために他部門の職員が外来に出向く場合もある．これらの部門と，疑われている感染症について事前に**情報共有**を行うことで，患者待機場所の確保，優先的な検査や診察の実施，安全な検体処理，適切な個人防護具の使用など，伝播を防ぐための対策を実施することが可能になる．情報共有の具体的な運用や実施すべき対策については，関連する部門で検討し，明文化しておくことがすすめられる．また，感染経路別予防策を要する感染症が鑑別に上がる患者を，精査等の目的で他院に紹介する場合は，紹介状にその旨を記載するだけでなく，紹介先の医療施設で受診時から対策が開始できるようあらかじめ電話連絡を行うなどの配慮が求められる．

引用文献

1) WHO: WHO guidelines on hand hygiene in health care. 〈http://www.who.int/gpsc/5may/tools/9789241597906/en/〉（2018年5月15日参照）
2) Siegel J, Rhinehart E, Jackson M, et al, and HICPAC: 2007 guideline for isolation precautions: preventing transmission of infectious agents in healthcare settings. Am J Infect Control **35**(10 [Suppl 2]): S64-164, 2007
3) HICPAC: Guideline for the prevention and control of norovirus gastroenteritis outbreaks in healthcare settings. Infect Control Hosp Epidemiol **32**(10): 939-969, 2011
4) HICPAC: Management of multidrug-resistant organisms in healthcare settings, 2006. 〈www.cdc.gov/hicpac/pdf/guidelines/mdroguideline2006.pdf〉（2018年5月15日参照）
5) Centers for Disease Control and Prevention: Prevention Strategies for Seasonal Influenza in Healthcare Settings. 〈http://www.cdc.gov/flu/professionals/infectioncontrol/healthcaresettings.htm〉（2018年5月15日参照）
6) Centers for Disease Control and Prevention: Guidelines for Preventing the Transmission of Mycobacterium tuberculosis in Health-Care Settings, 2005. 〈http://www.cdc.gov/mmwr/preview/mmwrhtml/rr5417a1.htm〉（2018年5月15日参照）
7) 厚生労働省インフルエンザ等新興再興感染症研究事業「結核の革新的な診断・治療及び対策の強化に関する研究」，研究代表者 加藤誠也，結核院内（施設内）感染対策の手引き 平成26年版．〈http://www.jata.or.jp/tp_detail.php?id=39〉（2018年5月15日参照）

2 検査室における感染対策

A. 検体検査を行う医療従事者の感染予防（バイオセーフティ）

ヒトや環境に対して危害を与える病原微生物やその病原因子（毒素など）を**バイオハザード**といい，バイオハザードに対する安全対策を**バイオセーフティ**という[1]．一般的に検査室はバイオハザードが起こし得るリスクの大きさに応じて1から4までのリスクグループに分類される．リスクはグループ1でもっとも低く，4でもっとも高い．そして，その数字に対応するバイオセーフティレベルが要求される（**表Ⅶ-2**）[1~4]．

B. 検査室関連感染とは

検査室において，あるいは検査業務を通して獲得する感染症を**検査室関連感染（laboratory-associated infections）**という．**検査室獲得感染（laboratory-acquired infections：LAI）**あるいは**病理解剖関連感染（autopsy-related infections）**と呼ばれることもある．LAIの感染経路はエアロゾルの吸入，経皮・経粘膜曝露，経口摂取に大別される（**表Ⅶ-3**）[5]．

LAIの正確な発生頻度はよくわかっていない．これまで報告されているLAIの多くはバイオセーフティレベル（BSL）3以上の検査室で発生している．BSL 2以下の検査室で起こるLAIは軽症または不顕性であるか，感染経路を証明することが困難であるために報告されにくいと考えられている[6]．

表Ⅶ-2 バイオセーフティレベル

リスクグループ	病原体	バイオセーフティレベル
4	ヒトに重篤・致命的な疾患を起こすことがあり，効果的な予防・治療法が未確立（例：エボラウイルス）	4
3	ヒトに重篤な疾患を起こすことがあるが，効果的な予防・治療法が存在（例：結核菌）	3
2	ヒトに重篤ではない疾患を起こすことがあり，効果的な予防・治療法が存在（例：黄色ブドウ球菌）	2
1	ヒトに疾患を起こす可能性が低い（例：非病原性大腸菌）	1

[WHO: Laboratory biosafety manual. 3rd ed., 2004. b〈www.who.int/csr/resources/publications/biosafety/Biosafety7.pdf〉(2018年5月15日参照), Directive 2000/54/EC of the European Parliament and of the Council of 18 September 2000 on the protection of workers from risks related to exposure to biological agents at work (seventh individual directive within the meaning of Article 16 (1) of Directive 89/391/EEC).〈http://data.europa.eu/eli/dir/2000/54/oj〉(2018年5月15日参照), Public Health Agency of Canada: The Laboratory Biosafety Guidelines 3rd ed., 2004.〈http://www.phac-aspc.gc.ca/publicat/lbg-ldmbl-04/pdf/lbg_2004_e.pdf〉(2018年5月15日参照), NIH: NIH Guidelines for Research Involving Recombinant or Synthetic Nucleic Acid Molecules, 2016.〈https://osp.od.nih.gov/wp-content/uploads/NIH_Guidelines.html〉(2018年5月15日参照)をもとに著者作成]

表Ⅶ-3　検査室関連感染の代表的な感染経路

吸　入	エアロゾル
経皮・経粘膜曝露	針刺し/切創(針，刃，検体容器破片) 顔面に飛散 汚染環境表面→粘膜　(コンタクトレンズの取り外しや化粧など) 動物による咬傷・擦過傷
経口摂取	検査室内の飲食・喫煙 口によるピペット操作 汚染物質(鉛筆など)/手指を介した伝播

[Mayhall CG. Nosocomial Infections in Diagnostic Laboratories. Epidemiology and Prevention of Nosocomial Infections in Healthcare Workers. In: Hospital Epidemiology and Infection control, 3rd ed., p.1431-1441, LW&W, 2004より著者翻訳]

C. バイオセーフティガイドライン

世界保健機関(WHO)，米国疾病対策センター(CDC)，米国労働安全衛生局(OSHA)がそれぞれバイオセーフティに関連するガイドラインを発行している(表Ⅶ-4)．不定期に改訂されるため，最新版を確認することを勧める．

表Ⅶ-4　バイオセーフティ関連のガイドライン

- WHO：Laboratory biosafety manual. 3rd ed., 2004
  邦訳版「実験室バイオセーフティ指針．第3版，WHO，2004」
- WHO：Biorisk management：Laboratory biosecurity guidance, 2006
- WHO：Guidance on regulations for the transport of infectious substances 2017-2018
- WHO：Tuberculosis laboratory biosafety manual, 2012
- CDC：Biosafety in Microbiological and Biomedical Laboratories. 5th ed., 2009
- OSHA：Laboratory safety guidance, 2011

D. 検査室に求められるバイオセーフティレベル(BSL)

急性期病院の検査室の多くは，リスクグループ2に分類されるため，これに見合う感染対策(BSL 2)が備わっていれば通常は十分である．ただし，そのような検査室で，BSL 3を要する病原体である結核菌や輸入真菌(☞ keyword p.151)を取り扱う可能性があればプラスαの対策が求められる．検査室に求められるBSLは，日常的に取り扱う病原体の種類などをもとにリスク評価を行ったうえで決定する．

E. バイオセーフティレベル2検査室で行う感染対策

1. 業務指針[1]

a. アクセスの制限

- 検査室の出入りを関係者のみに制限する.
- 扉は常に閉めておく.
- 感染性物質を取り扱う検査室入口には, 国際バイオハザード標識(**図Ⅶ-2**)を貼付する. 標識にはバイオセーフティレベル, 管理者氏名, 連絡先, 入退室時に実施すべき対策などを記載する.

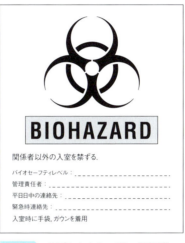

図Ⅶ-2 国際バイオハザード標識

> **輸入真菌症**[7,8]
>
> 国立感染症研究所は,「国内に常在しない真菌に海外で感染し帰国後に発症したもの」と定義しており, 主に下記の5つを指す. いずれも感染性と病原性が強く, 基礎疾患のない健常者が重症化する場合がある. 潜伏期間は短いもので1〜4週間, 長いもの(パラコクシジオイデス症)は数ヵ月から数十年といわれており, 再燃や再発も起こり得る. 流行地では土埃に含まれる分生子(胞子)を吸入する経気道感染や感染動物との接触による経皮・経粘膜感染が主な感染経路である. 国内では流行地から輸入した汚染綿花や感染者から提供された臓器を介した感染例が発生している. 検査室では検体操作中にエアロゾル化した分生子を吸入することで感染する. ヒト-ヒト感染はしない.
>
> - *Coccidioides immitis, C. posadasii* (コクシジオイデス症)
> - *Paracoccidioides brasiliensis* (パラコクシジオイデス症)
> - *Histoplasma capsulatum* (ヒストプラズマ症)
> - *Blastomyces dermatitidis* (ブラストミセス症)
> - *Talaromyces marneffei* (マルネッフェイ型ペニシリウム症)

b. 個人防護具

- 検査室内では常にガウンあるいはユニフォームを着用する．これらを私服と一緒に保管しない．
- 検査室内では足の甲を覆う靴を着用する．
- 血液，体液およびその他の潜在的感染性物質（☞ ▶第Ⅱ章　1 標準予防策，p.6）や感染動物に触れる場合は手袋を着用する．手袋を取り外した後は手指衛生を行う．
- 飛沫が生じ得る手技を行う場合は，顔面を覆う個人防護具（フェイスシールドまたはマスクとゴーグルの組み合わせなど）を着用する．
- 検査室内で使用した個人防護具は，検査エリア外（食堂，事務室，図書館，休憩室，トイレなど）で着用しない．
- 個人防護具は検査室を出る際に取り外す．
- 検査室を出る前に手指衛生を行う．

c. 作業者安全

- 口によるピペット操作を行わない．
- 飛沫やエアロゾルの産生が最小限となるよう作業を行う．
- 針付きシリンジの使用は必要最小限にとどめる（ピペットの代わりに用いない）．
- 漏出を含め，感染性物質への曝露事例はすべて管理者に報告し，記録する．
- 漏出や経皮・経粘膜曝露への対応に関する方針と手順を作成し，遵守する．

d. 作業エリア

- 整理整頓する．業務に関係のないものは置かない．
- 終業時および感染性物質で汚染された際に作業台を消毒する．
- 汚染された検体や物品は廃棄前または再使用前に除染する．
- 開放可能な窓がある場合は網戸を設置する．
- 検体の輸送は法令等に従って行う．

e. バイオセーフティ管理

- 検査室の管理者はバイオセーフティに関する計画書や業務手順書の作成と活用を推進する．また，その内容を職員に対して定期的に研修を行う．
- 定期的に害虫・害獣駆除を行う．
- 必要とされる健康診断を行う．結核菌に曝露する機会が多い検査室では定期的にインターフェロンγ遊離試験（IGRA）を実施する．また，ワクチンで予防可能な感染症（麻疹，風疹，流行性耳下腺炎，水痘，B型肝炎など）に対し，ワクチン接種を実施する．

2. 検査室の設計および設備[1]

- 安全な作業，清掃，メンテナンスのために十分なスペースと明るさを確保する．
- 壁，天井，床は清掃しやすいよう凹凸がなく，防水性があり，日常的に使用する消毒薬などの化学薬品に対して適合性がある．また床は滑りにくい材質とする．
- 作業台は防水性があり，消毒薬，酸，アルカリ，有機溶剤，熱への抵抗性があるものを使用する．椅子は清掃，消毒が容易なものを使用する．
- 椅子，キャビネットや装置の間や下部は清掃できるよう隙間を設ける．
- 作業台，バイオセーフティキャビネット(BSC)内や通路にモノが溢れないよう，十分な保管スペースを確保する．
- 私物を入れるロッカーは検査室外に設置する．
- 手洗い用シンクは可能な限り出口付近に設置する．
- ドアには覗き窓があり，可能な限り自動とする．
- 除染のために用いる装置(オートクレーブなど)は検査室に近い場所に設置する．
- 緊急洗眼器，緊急シャワーを設置する．
- 新築・改築の際は，単独空調とし，検査室外に対して陰圧とする．
- 非常用電源があるのが望ましい．

3. バイオセーフティのための装置・器具[1]

- 感染性エアロゾルや飛沫が発生する作業(遠心分離後のバケットの開封，粉砕，振盪，混合，撹拌，内圧の高い容器の開封など)を行う場合，また空気感染リスクがある場合はBSCを使用する(図Ⅶ-3)．
- プラスチック製のディスポーザブル白金耳を使用する．あるいは，BSCの中ではエアロゾルの発生を防ぐために，火器ではなく電気滅菌器を使用する．
- スクリュー式キャップの試験管・容器を使用する．
- プラスチック製のディスポーザブルピペットを使用する．
- BSCは年1回以上定期的に点検を行う．

4. 結核対策[9,10]

検査室における結核感染予防は，エアロゾルの発生と吸入を最小限に抑えることが鍵となる．エアロゾルが発生するリスクは，作業により異なる(表Ⅶ-5)．どの作業までを行うかにより，必要とされる対策が異なる．

a. 微生物検査室

WHOは，粘稠性のある痰から結核菌が飛散するリスクは低く，環境表面に落下しても再度エアロゾル化することはないため，直接塗抹法を行う場合，BSCやN95微粒子用マスクは不要としている．それ以上の中リスク，高リスク作業は，手袋とガウンを着用して，クラスⅡのBSC内で行う(表Ⅶ-6)．N95微粒子用マスクの必要性に関する見解は定まっていない．BSC内では火炎滅菌によるエアロゾ

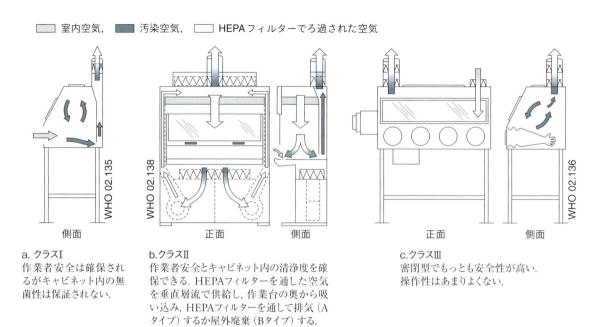

■ 室内空気，■ 汚染空気，□ HEPAフィルターでろ過された空気

a. クラスI
作業者安全は確保されるがキャビネット内の無菌性は保証されない．

b. クラスII
作業者安全とキャビネット内の清浄度を確保できる．HEPAフィルターを通した空気を垂直層流で供給し，作業台の奥から吸い込み，HEPAフィルターを通して排気（Aタイプ）するか屋外廃棄（Bタイプ）する．

c. クラスIII
密閉型でもっとも安全性が高い．操作性はあまりよくない．

図VII-3 バイオセーフティキャビネットの種類

[WHO: Laboratory biosafety manual. 3rd ed., 2004.〈www.who.int/csr/resources/publications/biosafety/Biosafety7.pdf〉(2018年5月15日参照)より引用]

表VII-5 結核菌を含むエアロゾル発生リスク

低リスク	直接塗抹法
中リスク	遠心・集菌検体を用いた塗抹標本作成，培地への接種
高リスク	培養液を用いた同定，薬剤感受性検査

表VII-6 バイオセーフティキャビネットの管理

- 作業前にキャビネット内を消毒する．消毒には抗酸菌に効果があり，人体・環境毒性が少ないアルコール等を用いる．
- 作業前と作業後に5〜10分程度運転を行う．
- 気流が安定しやすい中央から奥側で作業する．
- 給排気口をふさがない．
- 中の物品は必要最小限にとどめる．
- バーナーは使用しない．
- 年1回以上の定期点検を行う．

ルの発生や気流の乱れを防ぐために，ディスポーザブル白金耳または電気滅菌器（ループシネレーター）を使用する．集菌のために遠心操作を行う場合は，バイオハザード対策用遠心機を用いる．バケットはBSC内で開封する．近年は，安全キャビネットに組み込まれた遠心機や，遠心操作がいらない磁性ビーズを用いた集菌も行われている．

b. 病理検査室[11]

病理解剖を行う場合，結核の診断あるいは疑いの有無について可能な限り事前に情報収集を行う．結核が疑われる場合は，エアロゾル発生を防ぐために，病変部の切開や切片作製は必要最小限にとどめ，ホルマリン固定後に行う．骨結核や粟粒結核の場合は，電動鋸（ストライカー）にビニールカバーをかぶせる．作業者はN95微粒子用マスクを着用する．病理解剖室の空調は陰圧で，1時間あたりの換気回数が12回以上に設定されていることが望ましい．また，上部から垂直・単一方向に気流が流れる（ラミナフロー式）解剖台の設置も検討する．結核が疑われる病変の術中迅速診断は安全キャビネット内で行う．

5. 輸入真菌対策[8]

生菌を取り扱う培養検査は分生子の吸入によるLAIのリスクが非常に高いため，BSL 2の検査室では通常行わない．臨床で輸入真菌感染症が疑われた場合，検査室とタイムリーに情報共有を行う．

引用文献

1) WHO: Laboratory biosafety manual. 3rd ed., 2004. 〈www.who.int/csr/resources/publications/biosafety/Biosafety7.pdf〉（2018年5月15日参照）
2) Directive 2000/54/EC of the European Parliament and of the Council of 18 September 2000 on the protection of workers from risks related to exposure to biological agents at work（seventh individual directive within the meaning of Article 16(1) of Directive 89/391/EEC）.〈http://data.europa.eu/eli/dir/2000/54/oj〉（2018年5月15日参照）
3) Public Health Agency of Canada: The Laboratory Biosafety Guidelines 3rd ed., 2004.〈http://www.phac-aspc.gc.ca/publicat/lbg-ldmbl-04/pdf/lbg_2004_e.pdf〉（2018年5月15日参照）
4) NIH: NIH Guidelines for Research Involving Recombinant or Synthetic Nucleic Acid Molecules, 2016.〈https://osp.od.nih.gov/wp-content/uploads/NIH_Guidelines.html〉（2018年5月15日参照）
5) Mayhall CG. Nosocomial Infections in Diagnostic Laboratories. Epidemiology and Prevention of Nosocomial Infections in Healthcare Workers. In: Hospital Epidemiology and Infection control, 3rd ed., p.1431-1441, LW&W, 2004
6) Singh K: Laboratory-acquired Infections. Clin Infect Dis **49**(1): 142-147, 2009
7) 国立感染症研究所 感染症情報センター：輸入真菌症．IASR **23**(3): 55-56, 2002.〈http://idsc.nih.go.jp/iasr/23/265/tpc265-j.html〉（2018年5月15日参照）
8) 亀井克彦：輸入真菌症とその問題点．Med Mycol J. **53**: 103-108, 2012
9) CDC: Biosafety in Microbiological and Biomedical Laboratories（BMBL），5th ed., 2009.〈https://www.cdc.gov/biosafety/publications/bmbl5/〉（2018年5月15日参照）
10) WHO: Tuberculosis laboratory biosafety manual, 2012.〈http://www.who.int/tb/publications/2012/tb_biosafety/en/〉（2018年5月15日参照）
11) 日本結核病学会，日本臨床微生物学会，日本臨床衛生検査技師会：結核菌検査に関するバイオセーフティマニュアル，第2版，2005.〈https://www.kekkaku.gr.jp/manual/manual.html〉（2018年5月15日参照）

3 NICUにおける感染対策

A. NICUに収容される新生児の感染リスク

NICUに収容される新生児は，成人とは異なる特有の感染リスクをもつ（表Ⅶ-7）[1]．

B. NICUの特性に基づく感染対策のポイント

新生児への微生物の伝播経路は主に接触である．入院期間が比較的短い健康な新生児は，主に母体から正常細菌叢を獲得する．これに対し，NICUに収容される新生児は，母親との接触や授乳の機会が限られたり，抗菌薬を投与されることにより，グラム陰性桿菌などNICUに由来する微生物を最初に獲得してしまうことが多い[2]．接触伝播以外に，NICU内では，血管内留置カテーテルなどの医療器具に関連した感染や，発生頻度は低いが，不適切な洗浄，消毒，滅菌処理を行った医療器具や汚染された薬品による感染が発生することもある．NICUにおける感染予防の基本はその他の部門と同様に，標準予防策の実施や患者に対する医療器具の適切な挿入と管理であるが，NICUの特性に基づく感染対策のポイントについて以下に解説する．

a．手指衛生

NICU内で起こる医療関連感染の多くは手指との接触により伝播するため，手指衛生の徹底は重要である．カナダオンタリオ州の手指衛生ガイドラインはNICU環境を3つに区分したうえで，手指衛生のタイミングを示しており，WHOの5つのタイミングに比べてわかりやすいため紹介する（図Ⅶ-4）．

b．個人防護具の使用

手袋やガウンなどの個人防護具は，標準予防策に基づいて着用する[3]．NICUに

表Ⅶ-7 NICUに収容される新生児の感染リスク

未熟な皮膚のバリア機能	・角質層の発達が未熟で，皮膚の損傷が容易
未熟な免疫能	・好中球数や単球の遊走能，貪食能の低下 ・ナチュラルキラー細胞の活性低下 ・生合成される補体が不足，活性の低下 ・ヘルパーT細胞によるキラーT細胞，B細胞の統括能力の低下 ・B細胞の抗体産生能の低下 ・母体由来IgGの不足
侵襲的処置	・血管内留置カテーテル，経鼻胃管，挿管チューブ，頭皮モニターなどの使用
在室期間の延長	・母体由来ではなく，NICU由来の細菌叢への曝露の機会が増大 ・保菌者が長期滞在すれば交叉感染のリスクが増大
NICU内の環境	・看護師不足と混雑による伝播が促進

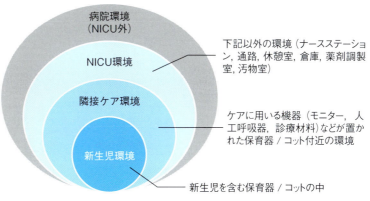

手指衛生のタイミング
1A. 隣接ケア環境に入るとき
1B. 新生児環境に入るとき
2. 清潔操作の前
3. 体液曝露リスク後
4. 隣接ケア環境から出るとき
上記に加え，NICU環境に入るとき

図Ⅶ-4　NICUの環境と手指衛生のタイミング
[Ontario Agency for Health Protection and Promotion (Public Health Ontario), Provincial Infectious Diseases Advisory Committee. Best practices for infection prevention and control in perinatology, in all health care settings that provide obstetrical and newborn care. 1st revision, February 2015. Toronto, Queen's Printer for Ontario, 2015より引用]

入室のたび，あるいは患児に触れるたびにガウンや手袋を着用することが，医療関連感染予防に有効であることを支持する科学的根拠は得られていない．

c．感染経路別予防策

新生児に対する感染経路別予防策は原則的には成人と同様に実施する[3,4]．母児同室や直接授乳の可否は疑われている感染症に応じて判断する（**表Ⅶ-8**）．

1）接触予防策

NICUにおいて接触予防策を実施する**患者ゾーン**は，新生児環境と隣接ケア環境（**図Ⅶ-4**）である．接触予防策の対象となっている患者ゾーンがわかるよう，保育器/コットなどに表示を行う．また，他の新生児の患者ゾーンとの間に1m以上の空間を確保するか，同じ薬剤耐性菌を保菌あるいは同じ感染症に罹患している児をパーテーションなどで区切った同一区域に集める（コホーティング）．新生児に手指が直接触れる場合は手袋を着用し，腕や着衣が触れる場合はガウンを着用する．物品は専用化し，他の児に使用する前に消毒する．

2）飛沫予防策

新生児から大量の飛沫が発生することはほとんどなく，飛沫感染のリスクは低いが，飛沫伝播する感染症が疑われる場合は，表示およびコホーティングを行い，患者ゾーン（新生児環境と隣接ケア環境）に入る際に外科用マスクを着用する．

3）空気予防策

水痘，麻疹，結核など，空気を介して伝播する感染症をもつ新生児は，陰圧個室への隔離が必要である．母親が水痘や麻疹を発症した場合，新生児が無症状でも感染性をもつことがあるため，個室管理をするのが望ましい．

d．メチシリン耐性黄色ブドウ球菌（MRSA）対策

MRSA陽性患児の大半は皮膚や粘膜への保菌者であるが，TSST陽性ブドウ球菌による**新生児発疹症**（neonatal toxic shock syndrome-like exanthematous

表Ⅶ-8　周産期および新生児期に起こりうる主な感染症と感染対策

感染症/病原体	母親に行う感染対策	新生児に行う感染対策	母児接触	直接授乳
薬剤耐性菌				
母親が保菌	接触予防策	接触予防策	可	可
新生児が保菌	新生児に接触する母親は標準予防策を実施	接触予防策	可	可
黄色ブドウ球菌（MRSA含む）				
乳腺炎	標準予防策	標準予防策	可	可
乳房に膿瘍	標準予防策	標準予防策	可	正常新生児：可 NICU入室中の早産児：正常乳房からの直接授乳または搾乳可
ブドウ球菌性熱傷様皮膚症候群（staphylococcal scalded skin syndrome：SSSS）	標準予防策	接触予防策	可	可
水痘[注1]				
母親が罹患（児は正常新生児）	・空気予防策 ・免疫を有する職員のみ担当[注2]	母児同室	可	可
母親が罹患（児はNICUに入室中の早産児）	・空気予防策 ・免疫を有する職員のみ担当[注2] ・母親はNICU入室不可	・生後7日目まで標準予防策 ・生後8日〜21日まで（免疫グロブリンを投与した場合は28日目まで[注1]）空気予防策を実施し，経過観察 ・免疫を有する職員のみ担当[注2]	不可	不可（搾乳可）
NICU入室中の早産児が水痘に罹患または曝露	免疫を有する者のみ面会可[注2]	・空気予防策 ・免疫を有する職員のみ担当[注2]	母親が免疫を有する場合は可	可
流行性角結膜炎				
母親が罹患	接触予防策	標準予防策	正常新生児： ・同室可 ・手指衛生を徹底 ・タオル，寝具の共有を避ける． NICU入室中の早産児： ・両眼に症状出現後14日間はNICU入室不可	可 不可（搾乳可）
新生児が罹患	標準予防策	接触予防策	可	可
C.difficile感染症				
母親が罹患	接触予防策	標準予防策	可	可
ノロウイルス感染症				
母親が罹患	接触予防策	標準予防策	正常新生児：可 NICU入室中の早産児：母親は症状消失後48時間以上経過するまでNICU入室不可	可 不可（搾乳可）

（つづく）

表VII-8 つづき

ウイルス性胃腸炎(ノロウイルス，ロタウイルス)				
新生児が罹患	標準予防策	接触予防策	可	可
手足口病(エンテロウイルス)				
母が罹患	標準予防策	標準予防策	正常新生児：可	可
			NICU入室中の早産児：症状消失まで母親はNICU入室不可	不可(搾乳可)
新生児が罹患	標準予防策	接触予防策	可	可
B型肝炎				
母親がHBs抗原陽性	標準予防策	標準予防策	可	新生児に抗HBsヒト免疫グロブリンおよびB型肝炎ワクチン接種後は可
母親がC型肝炎陽性	標準予防策	標準予防策	可	可
単純ヘルペス				
母親に性器ヘルペス(経腟分娩または帝王切開)	標準予防策	接触予防策(潜伏期間が過ぎる最大6週まで)	可	可
母親に皮膚・口唇・口腔ヘルペス	標準予防策(新生児と同室の際はマスクを着用し病変に触れないよう指導)	標準予防策	可	乳房に病変がなければ可
ヘルペス性ひょう疽	標準予防策	標準予防策	新生児と直接接触時は手指衛生と手袋着用	手指衛生および手袋着用のうえ，可
新生児ヘルペス	標準予防策	接触予防策	可	可
帯状疱疹				
母親が発症(局所)	・標準予防策 ・免疫を有する職員のみ担当[注2]	標準予防策	可(病変が被覆可能または痂疲化していればNICU入室も可)	乳房に病変がなければ可
母親が発症(播種性)	・空気予防策 ・免疫を有する職員のみ担当[注2]	正常新生児：標準予防策 NICU入室中の早産児： ・生後8日〜21日まで(免疫グロブリンを投与した場合は28日目まで[注1])空気予防策 ・免疫を有する職員のみ担当[注2]	可(病変が痂疲化するまでNICU入室は不可)	・乳房に病変がなければ可 ・新生児がNICU入室中であれば不可(搾乳可)
母親がHIV陽性	標準予防策	標準予防策	可	不可
母親がHTLV-I/II陽性	標準予防策	標準予防策	可	不可
麻疹				
母親が発症(児は正常新生児[注3])	・空気予防策 ・免疫を有する職員のみ担当[注4] ・免疫を有する者のみ面会可	標準予防策	母児同室可	母児同室の場合可(母児同室でなければ搾乳)

(つづく)

表Ⅶ-8 つづき

母親が発症（児はNICU入室中の早産児[注3]）	・空気予防策 ・免疫を有する職員のみ担当[注4]	・最初の曝露後7日目から最後の曝露後21日まで空気予防策 ・免疫を有する職員のみ担当[注4] ・免疫を有する者のみ面会可	発疹出現後4日目まで（免疫不全の場合は罹病期間）はNICU入室不可	発疹出現後4日目まで（免疫不全の場合は罹病期間）は不可（搾乳可）
新生児が罹患または曝露	標準予防策	・空気予防策 ・免疫を有する職員のみ担当[注4] ・免疫を有する者のみ面会可	母親に免疫→新生児との面会可	可
			母親が感受性→免疫獲得まで新生児との面会不可	罹病期間は不可（搾乳可）
流行性耳下腺炎 　母親が発症	・飛沫予防策 ・免疫を有する職員のみ担当[注4]	標準予防策	正常新生児→可	正常新生児→可
			早産児→耳下腺の腫脹後5日目までNICU入室不可	早産児→耳下腺の腫脹後5日目まで不可（搾乳可）
NICU入室中の早産児が発症または曝露	標準予防策	・最初の曝露から10日目～最後の曝露後26日目まで飛沫予防策を実施 ・免疫を有する者のみ面会可[注4]	母親に免疫→可	可
			母親は感受性→飛沫予防策を実施して面会可	搾乳
風疹 　母親が発症	・飛沫予防策 ・免疫を有する妊娠していない職員のみ担当[注4]	・飛沫予防策および接触予防策（先天性風疹症候群を疑う） ・免疫を有する妊娠していない職員のみ担当[注4]	正常新生児→可	正常新生児→可
			NICU入室中の早産児→発疹出現後7日目まで面会不可	NICU入室中の早産児→不可（搾乳可）
先天性風疹症候群	標準予防策	・飛沫予防策および接触予防策 ・免疫を有する妊娠していない職員のみ担当[注4]	可	可

（つづく）

disease：NTED），ブドウ球菌性熱傷様皮膚症候群（staphylococcal scalded skin syndrome：SSSS）などの皮膚感染症や血流感染を発症する場合もある．

　対策としては，手指衛生の徹底と実施状況のモニタリング，混雑や人手不足の解消，MRSA陽性患児のコホーティングと担当スタッフの固定などがある[7]．ムピロシンによる除菌はムピロシン耐性MRSAの出現リスクを高めるため慎重に判断したうえで行う[8]．医療従事者や環境のスクリーニング培養検査は，特定の医療従事者や環境がMRSAの伝播に関与したことを示す疫学的根拠が存在する場合に限り行うことがすすめられる．また，皮膚炎や副鼻腔炎のある医療従事者がMRSAの長期保菌者となっていることもあり，これらの医療従事者は早期に治療を受けたほうがよい[7]．

表Ⅶ-8 つづき

インフルエンザ 　母親が罹患	飛沫予防策および接触予防策	標準予防策	正常新生児→可 新生児から2m以内ではマスク着用	可
			NICU入室中の早産児→NICU入室不可	不可（搾乳可）
新生児が罹患	標準予防策	飛沫予防策および接触予防策	可	可
結核 　母親が活動性結核	空気予防策	標準予防策	感染性期間は不可	不可（搾乳可）
新生児が母子感染	空気予防策	空気予防策	可	可

注1：CDC ACIPは以下の条件に該当する新生児には水痘免疫グロブリン（VariZIG）を投与することを推奨しているが，国内では入手できないため，代わりに免疫グロブリンまたはアシクロビルを単独あるいは併用して投与する[5,6]．
・出産前5日以内から産後2日以内に水痘に罹患した母親から出生した新生児．
・在胎28週以降に水痘ワクチン接種歴不明，罹患歴不明，または抗体陰性の母親から出生した入院中の早産児
・母親の水痘免疫の有無にかかわらず，在胎28週未満または出生時体重1,000 g未満で出生した入院中の早産児
注2：確実な水痘/帯状疱疹の罹患歴，または2回のワクチン接種歴がある場合は水痘に対する免疫を有すると考える．
注3：出生後速やかにγグロブリンを投与
注4：2回のワクチン接種歴

[Ontario Agency for Health Protection and Promotion (Public Health Ontario), Provincial Infectious Diseases Advisory Committee. Best practices for infection prevention and control in perinatology, in all health care settings that provide obstetrical and newborn care. 1st revision, February 2015. Toronto, Queen's Printer for Ontario, 2015より引用]

e．臍および皮膚のケア

感染予防を目的として，臍にポビドンヨードなどの消毒薬，抗菌薬入り軟膏，乾燥剤を使用することは推奨されていない．臍を清潔かつ乾燥した状態に保つことが，感染予防上重要と考えられる．

皮膚については，出生後2～4時間程度体温が安定していることを確認したうえで，付着した血液や分泌物を清潔なガーゼまたは布と温水で拭き取る．それ以降，NICUに在室中は，排泄物で汚染された部分のみを石けんと温水または温水のみで清拭する．胎脂は生後数日間，皮膚バリアとして機能すると考えられているため，完全に取り除くことは避ける[9]．

f．栄　養

搾乳した母乳の保管方法や期限は，ガイドラインによってやや違いがあるが，各医療施設で採用したガイドラインの通りに管理する（**表Ⅶ-9，Ⅶ-10**）．

g．器具や保育器の取り扱い

NICUで，適切な洗浄・消毒を行わなかった蘇生や吸引用の器具，加湿器，ネブライザー，体温計などが感染源となったアウトブレイクの報告がある[1]．他の部門同様，再利用可能な器具類は適切な方法で洗浄・消毒を行う（☞**第Ⅴ章 洗浄，消毒，滅菌**）．おもちゃは各患児専用とするか，他の患児に使用する前に洗浄し，十分に乾燥させる．水分を吸収しやすいおもちゃは，緑膿菌など水を好むグラム陰性桿菌の培地となるため保育器内に置かないほうがよい．

保育器のフードは1日1回程度，清拭をする．その際，消毒薬を使用する必要は

表Ⅶ-9 母乳の保管に関する基本的対策

- 搾乳や母乳を取り扱う作業の前に手指衛生を行う．
- 搾乳は清潔で密閉可能な容器/袋に保存する．
- 取り違えを防ぐために，医療施設で搾乳を保管する場合，保存容器/袋に2つ以上の識別子（児の氏名と生年月日など）を組み合わせて記載する．また，期限管理のために搾乳した日を記載し，古いものから使用する．
- 冷凍された母乳に新鮮な母乳を追加しない．
- 母乳の解凍は，冷蔵庫に移すか，流水下で行う．解凍した母乳を再度冷凍しない．
- 母乳の保管期限を守り，期限内であっても早めに使用する．
- 搾乳ポンプは使用のたびに洗浄する．また，他の患者に使用する前に消毒する．高水準消毒（熱水消毒）が推奨される．

[CDC: Proper handling and storage of human milk. 〈https://www.cdc.gov/breastfeeding/recommendations/handling_breastmilk.htm〉(2018年5月16日参照)より引用]

表Ⅶ-10 母乳の保管温度と保管期限

温度	保管期限
室温	6〜8時間
保冷袋(−15〜4℃)	24時間
冷蔵庫(4℃)	5日間
1ドア冷蔵庫内製氷室(−15℃)	2週間
2ドア冷凍冷蔵庫(−18℃)	3〜6ヵ月
冷凍庫(−20℃)	6〜12ヵ月

[CDC: Proper handling and storage of human milk. 〈https://www.cdc.gov/breastfeeding/recommendations/handling_breastmilk.htm〉(2018年5月16日参照)より引用]

なく，中性洗剤を使用するか，水拭きでもよい．汚染がひどい場合は保育器を交換する．また，保育器を長期間使用する場合は，1週間に1回程度，部品を取り外し，洗浄したうえで，両性界面活性剤や第四級アンモニウム塩などで消毒し，乾燥させる．保育器を別の新生児に使用する場合も，同様の方法で洗浄，消毒を行う．フェノール類の使用は，新生児高ビリルビン血症との関連が指摘されているため，保育器など新生児と直接接触する表面の消毒に用いない．保育器をすぐに使用しない場合は，清潔な場所に保管する．沐浴槽は，使用後に浴槽用の洗剤で洗浄し，乾燥させる．また，新生児に滅菌リネンは不要である[4]．

h. 面会者

NICU内では，できる限り家族が自由に面会できるよう，面会の規定は柔軟であることが望ましい[4]．ただし，感染症のもち込みを予防するため，入室前の面会者に，熱，咳，鼻汁，下痢，嘔吐，発疹，結膜炎などの感染症状・徴候がないことを確認し，手指衛生を実施するよう協力を依頼する．また，面会者には，面会を行う新生児以外の児や医療器具には触れないよう協力を依頼する．麻疹，水痘，風疹，流行性耳下腺炎を発症した人と最近接触した面会者については，これらの感染症の既往や予防接種歴がなく，感染性を発揮している可能性があれば，面会を

差し控えてもらう．市中でのインフルエンザやRSウイルス感染症の流行期間中は，両親のみ面会を許可するなどの面会制限をしたほうがよい場合がある[2]．

引用文献

1) Saiman L: Preventing infections in neonatal intensive care unit. Prevention and control of nosocomial infections(Wenzel RP ed), 4th ed., p.342-347, Lippincott Williams and Wilkins, 2003
2) Moor DL: Nosocomial infections in newborn nurseries and neonatal intensive care units. Hospital Epidemiology and Infection Control (Mayhall GC ed), 3rd ed, p.851-883, Lippincott Williams & Wilkins, 2004
3) CDC, HICPAC: 2007 guideline for isolation precautions: preventing transmission of infectious agents in healthcare settings. Am J Infect Control **35**(10 [Suppl 2]): S64-164, 2007
4) Ontario Agency for Health Protection and Promotion (Public Health Ontario), Provincial Infectious Diseases Advisory Committee. Best practices for infection prevention and control in perinatology, in all health care settings that provide obstetrical and newborn care. 1st revision, February 2015. Toronto, Queen's Printer for Ontario, 2015
5) CDC: Updated recommendations for Use of VariZIG—United States. Morbidity and Mortality Weekly Report, **62**(28): 574-576, 2013. 〈http://www.cdc.gov/mmwr/preview/mmwrhtml/mm6228a4.htm〉(2018年5月16日参照)
6) 森内浩幸：水痘を中心としたウイルス感染症の院内感染制御．小児感染免疫 **22**(2): 181-184, 2010
7) Gerber SI, Jones RC, Scott MV et al: Management of outbreaks of methicillin-resistant *Staphylococcus aureus* infection in the neonatal intensive care unit: a consensus statement. Infect Control Hosp Epidemiol **27**(2): 139-145, 2006
8) Patel JB, Gorwitz RJ, Jernigan JA: Mupirocin resistance. Clin Infect Dis **49**(6): 935-941, 2009
9) 平成22年度厚生労働科学研究費補助金「新型薬剤耐性菌に関する研究班」，新生児における病院感染症の予防あるいは予防対策に関する研究班，分担研究者 北島博之：NICUにおける医療関連感染予防のためのハンドブック，第1版，2011

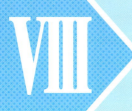

VIII 医療関連感染サーベイランス

1 医療関連感染サーベイランスの定義と意義

医療関連感染サーベイランス(以下,サーベイランス)とは,「疾病予防や健康増進のために活用される医療データの継続的,系統的,収集,分析,解釈,拡散」と定義される[1].サーベイランスでは,医療関連感染の発生率(アウトカム)とこれを防ぐために行うさまざまな対策の実施率(プロセス)を評価する.

サーベイランスを行うと,日常的な医療関連感染の発生頻度や感染対策の実施頻度が明確になり,改善のための具体的な目標値を設定することができる.また,サーベイランスにより医療関連感染が日常的な頻度を超えて発生していることを早期に発見すれば,伝播の拡大や,患者の重症化の予防につながる.さらに,サーベイランスの結果を職員と共有することは感染対策を実施する動機づけとなり,行動変容を導く.すなわち,医療施設でどのような感染対策上の問題が存在するのかを,数字により「みえる化」する作業がサーベイランスであり,それにより感染対策の評価や改善,感染症の多発の予防や効果的な教育が可能となる.

引用文献

1) Centers for Disease Control and Prevention: Updated guidelines for evaluating public health surveillance systems: recommendations from the guidelines working group. MMWR Morb Mortal Wkly Rep **50**(RR-13): 2, 2001

2 アウトカムサーベイランス

A. 対象の選択

アウトカムサーベイランスの対象は，各施設の医療関連感染リスク評価に基づいて決定する(表Ⅷ-1)．例えば，膀胱留置カテーテルの使用頻度が高い医療施設では，膀胱留置カテーテル関連尿路感染(catheter-associated urinary tract infection：CAUTI)をアウトカムサーベイランスの対象として選択する意義があるだろう．代表的なアウトカムサーベイランスの対象は図Ⅷ-1のとおりである．

B. アウトカム指標

1. アウトカム指標の構成要素

医療関連感染などのアウトカムの発生頻度を表す指標は，分子，分母，定数から構成される．

$$アウトカムの発生頻度 = 分子 \div 分母 \times 定数$$

表Ⅷ-1 リスク評価項目
- 実施頻度が高い侵襲的処置は？
- それらの処置を行う頻度が高い部門は？
- 実施頻度が高い手術手技は？
- 検出されることがある（あるいは可能性がある）薬剤耐性菌は？
- その他に施設内でヒトからヒトに伝播する可能性のある病原体は？

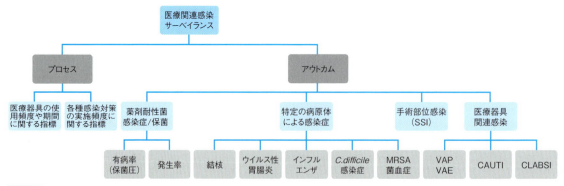

図Ⅷ-1 代表的な医療関連感染サーベイランスの対象（アウトカムおよびプロセス指標）

CLABSI：中心ライン関連血流感染 central line-associated bloodstream infection
CAUTI：膀胱留置カテーテル関連尿路感染 catheter-associated urinary tract infection
VAP：人工呼吸器関連肺炎 ventilator-associated pneumonia
VAE：人工呼吸器関連イベント ventilator-associated event
SSI：手術部位感染 surgical site infection

2. 疾患定義

アウトカム指標の分子は，特定の健康状態（発病や死亡）にある人の数であり，疾患定義を用いて明らかにする．通常，特定の薬剤耐性菌の保菌・感染症のある患者や，医療器具関連感染あるいは手術部位感染を起こした患者が分子としてカウントされる．疾患定義には，米国疾病対策センター（CDC）の全米医療安全ネットワーク（National Healthcare Safety Network：NHSN）の定義のように，出版されて広く使用されているものと，病院独自で作成するものとがある．可能な限り前者を使用するのが望ましい．また，一定の疾患定義を常に使用することがデータの精度を高め，発生頻度を正しく解釈することを助ける．

3. 能動的サーベイランスと受動的サーベイランス

分子を把握する方法には，あらかじめ定めた微生物の検出状況や感染症の発生頻度を感染対策担当者が積極的に調べる能動的（active）サーベイランスと，問題となる感染症の発生や多発が起きていることが疑われる場合に感染対策担当者が報告を受ける受動的（passive）サーベイランスの2通りがある．能動的サーベイランスの例としては，特定の種類の薬剤耐性菌の検出状況をみるサーベイランスや，医療器具関連感染や手術部位感染サーベイランスがある（表Ⅷ-2）．受動的サーベイランスの例として，日常的な発生頻度はまれだが，発生すれば伝播拡大や患者の重症化が懸念される感染症や病原体について，発生を把握した部門（検査室や病棟など）が感染対策担当者に報告するサーベイランスがある（表Ⅷ-3）．

4. 有病率と発生率

医療関連感染サーベイランスにおけるアウトカム指標は有病率（prevalence rate）と発生率（incidence rate）に大別される．

有病率の分子は，ある一時点または期間中に存在する症例数（incidence）であり，発生率の分子は観察期間中に新たに発生した症例数（prevalence）である（図Ⅷ-2）．いずれも症例数は，疾患定義を用いて明らかにする．また，いずれも分母には通常リスク人口を用いる（表Ⅷ-4）[1]．リスク人口（population at risk）とは，分子としてカウントされる事象を起こし得る人の集団である．例えば，病院Aの2018年10月におけるカルバペネム耐性腸内細菌科細菌（CRE）保菌/感染症発生率の分母は，同病院に同月に入院した患者数となる．CRE保菌者（分子）となるリスクは入院することにより生じるからである．また，病院Bの2018年10月における胃手術後の手術部位感染発生率の分母は，同病院において同月に胃手術を受けた患者である．胃以外の部位の手術を受けた患者は胃手術後の手術部位感染を起こすリスクをもたないため，分母には含まれない．

表Ⅷ-2 能動的なサーベイランスの例

① あらかじめ対象として定めた薬剤耐性菌の検出状況に関するサーベイランス

対象微生物の例
- メチシリン耐性黄色ブドウ球菌（MRSA）
- 基質特異性拡張型β-ラクタマーゼ（ESBL）産生菌
- カルバペネム耐性腸内細菌科細菌（またはカルバペネマーゼ産生腸内細菌科細菌）
- 薬剤耐性緑膿菌
- 薬剤耐性アシネトバクター

疾患定義の例
- 各対象微生物につき，入院4日目以降に，検出部位に関係なく，臨床培養で最初に陽性となった患者をカウントする*．
- 保菌と感染症例を区別しない．
- 過去に1回でも陽性となった患者は除外する．
- スクリーニング検査で陽性となった患者は除外する．

② 医療器具関連感染/手術部位感染サーベイランス

対象となる感染症の例
- 中心ライン関連血流感染
- カテーテル関連尿路感染
- 人工呼吸器関連イベント
- 人工呼吸器関連肺炎
- 手術部位感染

疾患定義の例
- 日本環境感染学会JHAIS委員会疾患定義**

*[Centers for Disease Control and Prevention: Multidrug-resistant organism and *Clostridium difficile* infection (MDRO/CDI) module protocol, January 2018.〈https://www.cdc.gov/nhsn/PDFs/pscManual/12pscMDRO_CDADcurrent.pdf.〉(2018年6月15日参照)]

**[日本環境感染学会JHAIS委員会，医療器具関連感染サーベイランス部門：医療器具関連サーベイランス．ICU・一般病棟部門実施要綱．〈http://www.kankyokansen.org/modules/iinkai/index.php? content_id=6〉(2018年6月15日参照)]

表Ⅷ-3 受動的なサーベイランスの例

1. 同一部門で，同時期に，複数の患者において：
- 類似した症状を認め，集団感染が疑われる（例：敗血症，インフルエンザ様疾患，感染性胃腸炎）．
- 同一の微生物が，血液・髄液から検出される．
- きわめてまれな微生物が培養検体から検出される（例：バンコマイシン耐性黄色ブドウ球菌，炭疽菌など）．

2. 患者が入院後に以下の感染症に罹患
- 結核，流行性角結膜炎，麻疹，水痘，風疹，流行性耳下腺炎，インフルエンザ，アスペルギルス症，レジオネラ症

3. ヒト-ヒト感染する新興感染症が疑われる患者が受診/入院

4. 職員が下記に罹患
- 結核
- 流行性角結膜炎
- 麻疹，水痘，風疹，流行性耳下腺炎
- その他集団感染につながるおそれのある感染症（例：感染性胃腸炎，インフルエンザ様疾患など）

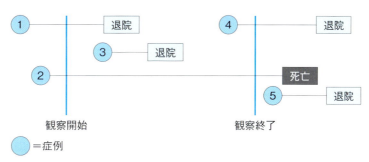

図Ⅷ-2 発生（incidence）と有病（prevalence）の違い
観察期間中の発生数（incidence）は2例である（3番と4番がカウントされる）．
有病数（prevalence）は4例である（1～4番がカウントされる）．

表Ⅷ-4 医療関連感染サーベイランスで一般的に使用される分母

● 特定の病原体による感染症	入院患者数，延べ入院患者日数（patient-days）など
● 特定の薬剤耐性菌の保菌・感染症	入院患者数，延べ入院患者日数（patient-days），検体数など
● 手術部位感染（SSI）	対象となる手技の実施件数
● 医療器具関連感染	対象となる医療器具の延べ使用日数（device-days）

5. サーベイランスにおける有病率の活用

有病率には点有病率（point prevalence rate）と期間有病率（period prevalence rate）がある．

点有病率の分子はある一時点において，特定の疾患や状態にある人の数であり，分母は同時点のリスク人口である．点有病率は薬剤耐性菌の保菌圧（colonization pressure）の評価に活用することができる．例えば，ある日の定刻（0時など）に入院している患者に占めるMRSA保菌者の割合は点有病率の一例である．MRSA保菌圧が高い病棟は，低い病棟よりもMRSAの伝播が起こりやすく，早期に介入する必要がある[2]．このようにさまざまな薬剤耐性菌について病棟ごとの保菌圧を計算することは，アウトブレイクの予防につながる．

期間有病率の分子はある期間内に特定の疾患や状態にある人の数であり，分母はリスク人口である．例えば，ある1ヵ月間の入院患者に占めるMRSA保菌患者の割合は期間有病率の一例である．MRSA保菌者の期間有病率（保菌圧）が高い場合でも，MRSA保菌者の新規検出（発生率）が低く維持されていれば，感染対策が機能していると考えられる．このように薬剤耐性菌保菌者の期間有病率と発生率を組み合わせることで，感染対策の効果を評価することができる．

$$点有病率 = \frac{ある一時点において特定の疾患や状態にある人の数}{ある一時点のリスク人口} \times 100 (\%)$$

$$期間有病率 = \frac{ある期間において特定の疾患や状態にある人の数}{ある期間またはその期間の中間地点のリスク人口} \times 100(\%)$$

6. サーベイランスにおける発生率と発生密度の活用

発生率(incidence rate)とはある一定期間に新たに発生した感染症などの事象(分子)の件数を同時期のリスク人口で除したもので，通常は百分率(％)で表される．罹患率と呼ばれることもある．発生率は，ある集団において，ある事象が起こる確率(リスク)を表す指標である．発生率の例には，ある1年間の外来受診患者における結核罹患率や入院患者におけるMRSA菌血症発生率などがある．

一方，発生密度(incidence density)とは，リスク因子や防御因子に曝露した時間の長さによって事象の発生リスクが変わる場合に使用され，一定の曝露時間あたりの発生件数で表されるリスク調整された指標である．医療器具関連感染サーベイランスから得られる延べ医療器具使用日数(device days)を分母に用いた指標は，発生密度の一例である．これは医療器具の留置期間が長いほど，その医療器具に関連した感染症を起こすリスクが上昇するとの考えに基づいて1,000延べ医療器具使用日数あたりの発生頻度を評価する方法である．また，薬剤耐性菌サーベイランスにおいて，新たに保菌者となった患者数を延べ入院日数で除した指標も発生密度である．これは，入院期間が長いほど薬剤耐性菌を獲得するリスクが高いという考えに基づいたリスク調整である．例えば，MRSAサーベイランスで入院4日目以降に初めてMRSAが検出された患者を「院内獲得の新規発生例」と定義した場合，一定期間のMRSA新規発生例数を同じ期間の延べ入院日数で除して定数(1,000や10,000)を乗じると，1,000(あるいは10,000)延べ入院日数あたりの発生頻度が得られる．NHSNのサーベイランスプロトコールのように厳密には発生密度である指標をわかりやすさを優先して発生率と呼ぶことがある．

$$発生率 = \frac{ある期間中に新たに発生した症例}{ある一時点のリスク人口数} \times 100(\%)$$

$$発生密度 = \frac{ある期間に新たに発生した症例数}{集団の各人がリスク/防御因子に曝露した時間の合計} \times 10^n$$

C. アウトカムデータの評価

アウトカムデータの評価には，①施設内の経時的変化をみる，②ベンチマーク(☞ keyword p.171)と比較する，という2つの方法が一般的に用いられる．

1. アウトカムデータの経時的変化

サーベイランスから得られた発生率，発生密度や有病率をグラフで描き表すと，

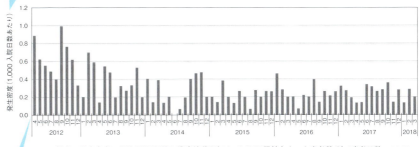

図Ⅷ-3 サーベイランスデータに基づくグラフ作成時の主な留意事項

それらの経時的変化を視覚的に把握することができる（**図Ⅷ-3**）．データの改善状況を評価するためには，具体的な目標値を設定する必要がある．目標値には，ベンチマークの平均値を用いることもあれば，前年度の値などを用いて，施設独自で設定することもある．

2. パーセンタイルを用いたベンチマークとの比較

ベンチマークデータに部門別のパーセンタイル値（☞ keyword）が掲載されている場合は，自施設のサーベイランス実施部門にもっとも近い部門を選択し，そのパーセンタイル値と自施設データを比較することができる．例えば，日本環境感染

ベンチマーク

施設データの比較対象となるデータベースを指す．通常，医療関連感染サーベイランスでベンチマークとして活用されるのは，全国的なサーベイランスシステムが定期的に集計し，公開しているデータベースである．アウトカムデータの比較には，可能な限り国内のベンチマークを用いるのが望ましいが，国内に存在しない場合は海外のベンチマークを参考にすることもある．

パーセンタイル値

データを昇順に並べ替えて，最小値から任意の%（10%，25%，50%，75%，90%など）に位置する値を指す．例えば50パーセンタイル値とは，データを最小値から最大値まで順に並べたときに，下から50%のところに位置する値であり，中央値とも呼ばれる．同じ考え方で25パーセンタイル値とは，データの最小値から25パーセントのところに位置し，75パーセンタイル値とは最小値から75%のところに位置する値である．中央値を挟んで25パーセンタイル値と75パーセンタイル値の間に全データの50%が含まれる．この範囲を中心四分位数範囲（interquartile range：IQR）と呼ぶ．

学会JHAIS(Japanese Healthcare-Associated Infections Surveillance)委員会にカテーテル関連尿路感染(CAUTI)発生率を報告している医療施設は，JHAIS委員会ホームページに掲載されている「尿道留置カテーテル関連尿路感染率」と自施設データを比較することができる(**図Ⅷ-4**)[3]．仮にあるJHAIS参加施設のICUにおいて2017年度のCAUTI発生率が4.0(対1,000カテーテル使用日数)だったとすると，この値はJHAISが報告するICU(**図Ⅷ-4**①)の90パーセンタイル値(**図Ⅷ-4**②)を超えていることから，JHAIS参加施設の中では比較的高い位置にいることがわかる．逆に，0.1を下回っていれば，全体の25%未満の低い位置にあると判断できる．

3. 標準化感染比を用いたベンチマークとの比較

標準化感染比(standardized infection rate：SIR)とは，日本環境感染学会JHAIS委員会やNHSNなどのベンチマークデータと自施設データを比較するために用いる指標である[4]．SIRを活用すると，CAUTIなどの特定の感染症について施設内の異なる部門の発生率を統合し，施設全体の発生率として要約したうえで，ベンチマークと比較することができる(**表Ⅷ-5**)．SIRは，感染症の発生件数(観測値)と，仮に感染症の発生頻度がベンチマークと同等であった場合の発生件数(期待値)の比である．

$$\text{標準化感染比(SIR)} = \frac{\text{観察された医療器具関連感染件数(観測値)}}{\text{期待される医療器具関連感染件数(期待値)}}$$

注：SIRは期待値が1以上の場合に限り計算することができる．

表1-3 尿道留置カテーテル関連尿路感染率(期間及び病床種類別)
(集計期間：①2017/07/01～2017/12/31 ②2009/04/01～2017/12/31)

尿道留置カテーテル関連尿路感染率 Urinary catheter-associated UTI rate							パーセンタイル Percentile				
集計期間 Type of period	感染 Type of infection	病床種類 Type of location	病棟数 No. of locations	感染件数 No. of CAUTI	尿道カテーテル使用日 Urinary catheter-days	感染率 Pooled mean	10%	25%	50% (median)	75%	90%
①	UTI	クリティカルケア(第1層)	61	76	52,432	1.4	0.0	0.0	0.0	2.1	4.0
①	UTI	ICU(第2層)	47	56	39,693	1.4	0.0	0.0	0.0	2.1	3.5
①	UTI	HCU Step-Down Unit(第2層)	14	20	12,739	1.6	–	–	–	–	–
①	UTI	急性期一般病床(第1層)	165	258	152,649	1.7	0.0	0.0	1.3	2.6	4.6
①	UTI	内科(第2層)	82	140	72,239	1.9	0.0	0.0	1.6	2.8	4.4
①	UTI	外科(第2層)	63	107	69,326	1.5	0.0	0.0	1.2	2.8	5.5
①	UTI	その他(第2層)	20	11	11,084	1.0	0.0	0.0	0.0	1.7	3.0
②	UTI	クリティカルケア(第1層)	94	640	403,363	1.6	0.0	0.1	1.0	2.5	3.9
②	UTI	① ICU(第2層)	78	547	356,770	1.5	② 0.0	0.1	1.0	2.2	3.7
②	UTI	HCU Step-Down Unit(第2層)	16	93	46,593	2.0	–	–	–	–	–
②	UTI	急性期一般病床(第1層)	187	880	497,837	1.8	0.0	0.5	1.5	2.6	4.0
②	UTI	内科(第2層)	91	370	233,002	1.6	0.0	0.5	1.5	2.4	3.6
②	UTI	外科(第2層)	75	462	225,088	2.1	0.0	0.9	1.8	3.1	5.9
②	UTI	その他(第2層)	21	48	39,747	1.2	0.0	0.0	0.3	1.6	2.0

図Ⅷ-4　日本環境感染学会 JHAIS委員会 医療器具関連感染サーベイランス結果報告書 (ICU・急性期一般病棟部門)

[日本環境感染学会JHAIS委員会，医療器具関連感染サーベイランス部門：医療器具関連サーベイランス結果報告書(ICU・急性期一般病棟部門)．〈http://www.kankyokansen.org/modules/iinkai/index.php?content_id=6〉より許諾を得て改変し転載]

表Ⅷ-5 SIRの解釈

SIR > 1	ベンチマークより発生が多い.
SIR < 1	ベンチマークより発生が少ない.
SIR = 1	ベンチマークと同程度発生.

　例えば，2017年度にある病院（病院A）でICUと内科B病棟，外科C病棟を対象にCAUTIサーベイランスを実施し，表Ⅷ-6の結果が得られたとする．日本環境感染学会JHAIS委員会が報告しているデータを使ってSIRを計算すると，2.3となる[3]．これは病院AにおいてCAUTIがJHAIS参加病院の2.3倍多く発生していることを意味する（表Ⅷ-6）．

表Ⅷ-6 病院Aにおける中心ライン関連血流感染発生率*およびSIR

部門	病院A 2017年度			ベンチマーク**		
	発生数	分母	発生率	発生数	分母	発生率
ICU	6	960	6.3	547	356,770	1.5
B病棟	5	1,320	3.8	370	233,002	1.6
C病棟	2	990	2.0	462	225,088	2.1

*NHSNおよびこれに準拠する日本環境感染学会JHAIS委員会は，延べ医療器具使用日数を分母にして算出した発生頻度を発生率と呼んでいる．
**日本環境感染学会JHAIS委員会：サーベイランス結果報告（ICU・急性期一般病棟部門）2009/04/01〜2017/12/31データサマリーを使用

$$SIR = \frac{観察値}{期待値} = \frac{6+5+2}{960 \times \left(\frac{1.5}{1,000}\right) + 1,320 \times \left(\frac{1.6}{1,000}\right) + 990 \times \left(\frac{2.1}{1,000}\right)}$$

$$= \frac{13}{1.4 + 2.1 + 2.1} = 2.3$$

引用文献

1) Hennekens CH, et al: Measures of disease frequency. Epidemiology in Medicine (Mayrent SL, ed.), p.54-98, Little, Brown and Company, 1987
2) Ajao AO, et al: Systematic review of measurement and adjustment for colonization pressure in studies of methicillin-resistant *Staphylococcus aureus*, Vancomycin-resistant enterococci, and *Clostridium difficile* acquisition. Infect Control Hosp Epidemiol **32**: 481-489, 2011
3) 日本環境感染学会JHAIS委員会．医療器具関連感染サーベイランス部門：医療器具関連サーベイランス．サーベイランス結果報告書（ICU・急性期一般病棟部門）．〈http://www.kankyokansen.org/modules/iinkai/index.php?content_id=6〉（2018年10月9日参照）
4) Centers for Disease Control and Prevention: The NHSN standardized infection ratio (SIR). A guide to the SIR. Updated A Guide to the SIR, Updated March 2018.〈https://www.cdc.gov/nhsn/pdfs/ps-analysis-resources/nhsn-sir-guide.pdf〉（2018年6月15日参照）

3 プロセスサーベイランス

プロセスサーベイランスの目的は，感染対策の実施頻度を評価また改善することにより，アウトカムを改善することである．したがって通常プロセスサーベイランスの対象となるのは，関連するアウトカムを改善する可能性が高い，すなわち質の高いエビデンスで支持され，ガイドラインで実施が強く推奨されている感染対策である．

プロセスに関するサーベイランスデータは，実施率や遵守率などと呼ばれ，対策を実施する必要性があった機会数に占める対策を実施した機会数の割合として表される．例えば，手指衛生実施率は，手指衛生を要した機会数に占める手指衛生を実施した回数の割合として表す．また，医療器具関連感染予防バンドルの実施率は，延べ医療器具日数に占めるケアバンドルを実施した延べ日数で表すことができる．

$$プロセス指標 = \frac{対策を実施した機会数}{対策を要した機会数} \times 100(\%)$$

4 サーベイランスデータのフィードバック

　サーベイランスの最終目的は医療関連感染予防である．そのためにはサーベイランスデータを効果的な方法で医療現場の職員に**フィードバック**する必要がある（**表Ⅷ-7**）．職員間に健全な競争意識を生じさせるようなフィードバックは，サーベイランスを通した改善のためにきわめて重要な要素だと考えられている[1]．そのような競争意識は，サーベイランスデータを部門や職種，また施設間で比較し，評価することにより生まれる．フィードバックはまた，可能な限りデータ収集から近いタイミングで行うことが推奨されている[2]．さらにフィードバックは双方向性であるのが望ましい．つまり，感染対策担当者からはサーベイランスを通して明らかになった改善点や課題を報告し，職員からは改善のためのアイディアや要望をもらう関係を構築することは，職員による主体的また継続的な感染対策の実践につながりやすい[3]．

表Ⅷ-7　効果的なフィードバックのポイント

- データ収集から可能な限り間を置かずに行う．
- 対象部門の値と施設全体の目標値との比較を可能にする．
- 対象部門における経時的変化を把握できるようにする．
- 部門や診療科間の比較を可能にする．
- 改善点や課題を具体的に示す．
- ポジティブなフィードバックとネガティブなフィードバックを組み合わせる．
- 双方向性である．

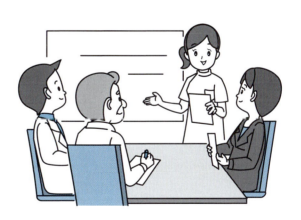

引用文献

1) Zingg W, et al: Hospital organization, management, and structure for prevention of healthcare-associated infection: a systematic review and expert consensus. Lancet Infect Dis **15**: 212-224, 2015
2) Ontario Agency for Health Protection and Promotion (Public Health Ontario), Provincial Infectious Diseases Advisory Committee: Best practices for surveillance of health care-associated infections in patient and resident populations, 3rd ed, Queen's Printer for Ontario; 2014
3) Persoon, L: Factors influencing the sustainability of community based programs. 〈https://karunanepal.org/wp-content/uploads/2016/05/Factors-influencing-sustainability-community-based-programs_Thesis-LaurienPersoon.pdf〉(2018年6月15日参照)

索　引

和文索引

あ
アイシールド　25
アウトカムサーベイランス　166, 170
亜急性硬化性全脳炎　87
アクセスポート　46
アシネトバクター属　30, 48, 61
アスペルギルス症　111
アレナウイルス感染症　39
安全器材　74
安全データシート　127

い
一次性ワクチン不全　88
一般媒介感染　3
医療環境　109
医療関連感染　1
医療関連感染サーベイランス　165
医療ゾーン　13
陰圧室　122
陰圧シールチェック　82
インターフェロンγ遊離試験　85, 148
インフルエンザウイルス　92
インフルエンザ菌　30

う
ウイルス力価　8
ウインドウ期　6
運転時適格性確認　104

え
エプロン　23
エボラ出血熱　39
エンテロバクター属　54, 61
エンベロープ　8

お
黄色ブドウ球菌　9, 30, 43, 61, 64
汚染　2, 125
オーディット（監査）　48
オフロケーション法　123

か
疥癬　35
界面活性作用　8
外来　145
ガウン　23
化学的インジケーター　105, 106
角化型疥癬　35, 147
喀痰塗抹検査　81
片手法　74
カテーテル関連尿路感染　54
カテーテルロック　49
稼働性能適格性確認　104
芽胞　12
可溶化　101
監査　48
乾式清掃　123
カンジダ属　43
患者ゾーン　13, 145, 157
感受性宿主　3
間接接触　3
感染　1
感染経路　3
感染経路別予防策　27
　　NICUにおける——　157
感染源　2
感染症　2
感染性胃腸炎　147
感染性因子　1
感染性廃棄物の管理　133
感染成立の連鎖　1
感染量　2
乾燥弱毒生水痘ワクチン　94
カンピロバクター　30

き
機械的腸管処置　67
危害分析重要管理点（HACCP）　134
期間有病率　169
季節性インフルエンザ　92
キャリア　2
　回復期——　2
　間欠的——　2
　潜伏期——　2
　慢性——　2
給食　134

く
空気感染　3
空気感染隔離室　81, 122, 147
　　——の構造設備　83
空気予防策　37
　外来における——　147
空調管理　122
クリミア・コンゴ出血熱　39
クレブシエラ属　48, 54, 61, 64
クロストリディオイデス・ディフィシル　34, 124
クロルヘキシジン　50

け
ケアバンドル　49
外科用マスク　25
ケース　2
血液汚染　125
血液媒介病原体　6
結核　37, 80
結核対策（検査室における）　153
血管内留置カテーテル由来血流感染　43
　　——対策　45
検査室　149
　　——における感染対策　149
　　——の設計　153
　　——の設備　153
検査室獲得感染　149
建築　111
原発性血流感染　49

こ
コアグラーゼ陰性ブドウ球菌　9, 43, 64
抗菌縫合糸　67
工事前のリスクアセスメント　111
高水準消毒　101
工程試験用具　105
高度無菌遮断予防策　50
高頻度接触環境表面　29, 31, 124
呼吸器衛生　25
国際バイオハザード標識　151
コクシジオイデス症　151
ゴーグル　25

個人防護具　5, 21
　　NICUにおける——　156
　　検査室における——　152
コホーティング　27, 28
コリネフォルム菌　9
コントロールキューブ方式　115, 116

さ

再生処理　97
採尿バッグ　58
サブユニットワクチン　94
サーベイランス　165, 175
　　受動的——　167
　　能動的——　167
サルモネラ属　30
残尿測定器　57

し

次亜塩素酸ナトリウム　125
ジカ熱　39
シゲラ属（赤痢菌）　30
湿式清掃　123
実施率（感染対策の）　174
重症呼吸器症候群（SARS）　39
重症熱性血小板減少症候群（SFTS）　39, 40
修飾麻疹　88
集団隔離　28
じゅうたんの使用　127
宿主特異性　2
手指衛生　8, 147
　　NICUにおける——　156
　　外来における——　145
　　——のエビデンス　11
　　——のタイミング　13, 145
手指衛生設備　19
　　——へのアクセス　19
手指消毒　16
手術室　68, 126
手術時手洗い　17
手術部位感染　64
　　——対策　64
遵守率（感染対策の）　174
症候性細菌尿　54
消毒　101
情報共有　148
職業感染予防　73
食中毒　134
食品　134
新型インフルエンザ　40
新興感染症　39
人工呼吸器関連肺炎　61
　　——対策　61
新生児　156

新生児発疹症（NTED）　157
侵入門戸　3
深部切開創SSI　64

す

水質管理　117
水痘　86, 89
水痘帯状疱疹ウイルス　89, 94
据付時適格性確認　104
スクラブ法　17
スケール　117
スポルディング分類　97
スモークテスト　83, 84
スライム　119

せ

生花の取り扱い　121
清掃　123, 127, 128
生存力　2
生体消毒薬　102
生物学的インジケーター　105, 106
声門下分泌物持続吸引　63
世界保健機関（WHO）　8, 150
咳エチケット　25, 146, 147
セキュリティ　109
世代時間　12
接触感染　3
接触予防策　27
　　外来における——　147
切創　73
接続部（輸液ルート）　46
　　——の消毒　46
説明責任　18
セラチア属　48
潜在性結核感染　82
潜在的感染性物質　6
洗浄　99
洗濯　130
先天性風疹症候群　88
全米医療安全ネットワーク（NHSN）　167
ゼンメルヴァイス　10

そ

臓器/体腔SSI　64
創傷保護具　67

た

体液汚染　125
帯状疱疹　94
対数減少値　100
大腸菌　9, 54, 61, 64
大量調理施設衛生管理マニュアル　134

単回使用医療器具　97
単回使用バイアル　47
単純ヘルペス　94

ち

致命率　2
中央値　59
中心ライン　43, 51
中心ライン関連血流感染　43
　　——対策　49
中心ラインバンドル　49
　　——チェックリスト　50
中水準消毒　101
中東呼吸器症候群（MERS）　39, 40
腸球菌属　30, 43, 54
腸内細菌科細菌　30
直接接触　3

つ

通常疣癬　35

て

手洗い　16
低水準消毒　101
定着　18
手袋　21
点有病率　169

と

毒性　2
塗抹検査　81
トレーサビリティ　106

な

生ワクチン　86

に

二次性ワクチン不全　88
二重手袋　75
ニパウイルス感染症　39
二分裂増殖　12
ニュートラルゾーン　75

の

延べ医療器具使用日数　170
ノロウイルス感染症　147
ノンクリティカル器具　29

は

肺炎球菌　30
バイオセーフティ　149, 150, 152
バイオセーフティキャビネット　154
バイオハザード　149
バイオフィルム　54

廃棄物処理法に基づく感染性廃棄物処理マニュアル　133
廃棄物の処理及び清掃に関する法律（廃棄物処理法）　133
廃棄容器　75
排菌　81
排出門戸　2
配膳室　134
バイナリートキシン　34
バクテロイデス属　64
曝露後予防　77
ハサップ　134
播種性帯状疱疹　37
パーセンタイル値　171
発生　169
発生密度　170
発生率　167, 170
パラコクシジオイデス症　151
針刺し　73
パンデミック　40

ひ

非結核性抗酸菌　81
非侵襲的陽圧換気療法　63
ヒストプラズマ症　151
非生体消毒薬　101
微生物検査室　153
ヒト疥癬虫　35
ヒトヒゼンダニ　35
ヒト免疫不全ウイルス（HIV）　73, 77
　　──への対応　77
皮膚／粘膜汚染　73
飛沫核　80
飛沫感染　3
飛沫予防策　36
　　外来における──　147
病因　1
病院空調設備の設計・管理指針　122
病原性　2
病原巣　2
標準化感染比　172
標準予防策　5
表層切開創 SSI　64
病理解剖関連感染　149
病理検査室　155

ふ

ファシリティマネジメント　109
フィロウイルス感染症　39
風疹　86, 88
フェイスシールド　25
不活化ワクチン　92

複数回使用バイアル　47
物理学的モニタリング　105, 106
ブドウ球菌性熱傷様皮膚症候群（SSSS）　160
布団　132
ブラストミセス症　151
フレイル　65
プロセスサーベイランス　174
プロセス指標　174
プロテウス属　54
噴霧　126

へ

米国医療改善研究所（IHI）　50
米国疾病対策センター（CDC）　8, 150
米国労働安全衛生局（OSHA）　150
ベクター媒介感染　3
ヘニパウイルス感染症　39
ヘリコバクター・ピロリ　30
ベンチマーク　170, 171

ほ

膀胱留置カテーテル関連尿路感染　54
　　──対策　54
防護環境　122
保菌圧　169
保菌者　2
母乳　161

ま

マキシマル・バリア・プリコーション　50
枕　132
麻疹　37, 86, 87
末梢静脈カテーテル　48
マットレス　132
マルチドーズバイアル　47
マルネッフェイ型ペニシリウム症　151
マールブルグ病　39

む

無菌性保証水準　104
無症候性細菌尿　54
ムピロシン耐性　160
ムンプスウイルス　91

め

メチシリン耐性黄色ブドウ球菌（MRSA）対策　157

滅菌　104
滅菌バリデーション　104
滅菌物の有効期限　106
免疫原性　93
面会者（NICUにおける）　162

も

目標志向型輸液療法　67

や

薬剤耐性　2, 29
薬剤耐性菌　29, 147
　　──の感染経路　30
薬剤調製　48

ゆ

有病　169
有病率　167
輸液ルート　46
ユーザーシールチェック　82
ユティリティ　109
輸入真菌症　151
輸入真菌対策（検査室における）　155

よ

陽圧室　122
陽圧シールチェック　82
予防接種　86
予防的陰圧閉鎖療法　67

ら

ラッサ熱　39
ラビング法　17

り

リスク人口　167
リネン　130
　　──の洗濯　131
リフトバレー熱　39
流行性ウイルス感染症　86
流行性角結膜炎　94
流行性耳下腺炎　86, 91
リユース　97
緑膿菌　9, 30, 48, 54, 61, 64
淋菌　30

れ

レジオネラ　117, 118
連続抗原変異　93

わ

ワンヘルス　29

欧文索引

A

accountability 18
Acinetobacter spp. 30, 48, 61
airborne transmission 3
antigenic drift 93
antimicrobial resistance 2, 29
antiseptic 102
autopsy-related infections 149

B

B型肝炎ウイルス（HBV） 73, 77
B型肝炎ワクチン接種 76
BⅠ/NAP1/027株 34
Bacteroides spp. 64
BI (biological indicator) 106
binary toxin 34
biological indicator (BI) 106

C

C型肝炎ウイルス（HCV） 73, 77
Campylobacter 30
Candida spp. 43
carrier 2
case 2
case fatality 2
CASS (continuous aspiration of subglottic secretions) 63
catheter- associated urinary tract infection (CAUTI) 54
catheter-related bloodstream infection (CRBSI) 43
causative agent 1
CAUTI (catheter- associated urinary tract infection) 54
CDC (Centers for Disease Control and Prevention) 8
CDI (*Clostridioides difficile* infection) 34
Centers for Disease Control and Prevention (CDC) 8
central line-associated bloodstream infection (CLABSI) 43
CFU (colony forming unit) 9
chain of infection 1
chemical indicator (CI) 106
CI (chemical indicator) 106
CLABSI (central line-associated bloodstream infection) 43
Clostridioides difficile 34
── infection (CDI) 34
──感染症 34
coagulase-negative staphylococcus 43, 64
colonization 18
colonization pressure 169
congenital rubella syndrome (CRS) 88
contact transmission 3
contamination 2
continuous aspiration of subglottic secretions (CASS) 63
coryneform bacteria 9
CRBSI (catheter-related bloodstream infection) 43, 44, 45
CRS (congenital rubella syndrome) 88, 89

D

device days 170
direct contact 3
disinfectant 101
droplet transmission 3

E

Enterobacteriaceae 30
Enterobacter spp. 54, 61
Enterococcus faecalis 54, 64
Enterococcus faecium 30
Enterococcus spp. 43, 54
envelope 8
environment of care 109
epidemic keratoconjunctivitis (EKC) 94
EKC (epidemic keratoconjunctivitis) 94
ERSM (event-related sterility maintenance) 106
Escherichia coli 9, 54, 61, 64
event-related sterility maintenance (ERSM) 106

F

facility management 109
frailty 65

G

GDFT (goal-directed fluid therapy) 67
goal-directed fluid therapy (GDFT) 67

H

HACCP (hazard analysis critical control point) 134
Haemophilus influenzae 30
HAI (healthcare-associated infection) 1
hazard analysis 134
HBV (Hepatitis B virus) 77
HCV (Hepatitis C virus) 77
healthcare-associated infection (HAI) 1
heath care environment 109
Helicobacter pylori 30
HEPAフィルターユニット 115, 116
herpes simplex virus type 1 (HSV-1) 94
high-touch surfaces (HTS) 29, 124
HIV (human immunodeficiency virus) 77
host specificity 2
HSV-1 (herpes simplex virus type 1) 95
HTS (high-touch surfaces) 124

I

ICRA (infection control risk assessment) マトリックス 111, 113
IGRA (interferon gamma release assay) 85, 148
IHI (Institute for Healthcare Improvement) 50
incidence 169
incidence density 170
incidence rate 167, 170
indirect contact 3
infection 1
infectious agent 1
infectious disease 2
infectious dose 2
infectivity 2
installation qualification (IQ) 104
interferon gamma release assay (IGRA) 85, 148
IQ (installation qualification) 104

J

JCI (Joint Commission International) 109
JC (Joint Commission) 109
JHAIS (Japanese Healthcare-Associated Infections Surveillance) 172
Joint Commission International (JCI) 109
Joint Commission (JC) 109

K

Klebsiella spp. 48, 54, 61, 64

L

laboratory-acquired infections (LAI) 149
laboratory-associated infections 149
LAI (laboratory-acquired infections) 149
latent tuberculosis (LTBI) 80
Legionella pneumophila 117
log reduction value 100
LTBI (latent tuberculosis) 80

M

MBP (mechanical bowel preparation) 67
measles 86
mechanical bowel preparation (MBP) 67
MERS (middle east respiratory syndrome) 39
middle east respiratory syndrome (MERS) 39
mode of transmission 3
MRSA (methicillin-resistant *Staphylococcus aureus*) 157
mumps 86
Mycobacterium tuberculosis 80

N

N95微粒子用マスク 38, 82
National Healthcare Safety Network (NHSN) 167
negative pressure wound therapy (NPWT) 67
Neisseria gonorrhoeae 30
neonatal toxic shock syndrome-like exanthematous disease (NTED) 157
NHSN (National Healthcare Safety Network) 167
NICU 156
　——における感染対策 156
non-invasive positive pressure ventilation (NPPV) 63
nontuberculous mycobacteria (NTM) 81
NPPV (non-invasive positive pressure ventilation) 63
NPWT (negative pressure wound therapy) 67
NTED (neonatal toxic shock syndrome-like exanthematous disease) 160
NTM (nontuberculous mycobacteria) 81

O

one health 29
operational qualification (OQ) 104
OPIMs (other potentially infectious materials) 6
Opt-outスクリーニング検査 7
OQ (operational qualification) 104
other potentially infectious materials (OPIMs) 6

P

pathogenicity 2
PCRA (preconstruction risk assessment) 111
PCR検査 81
PEP (post exposure prophylaxis) 77
performance qualification (PQ) 104
period prevalence rate 169
personal protective equipment (PPE) 5, 21
point prevalence rate 169
population at risk 167
portal of entry 3
portal of exit 2
post exposure prophylaxis (PEP) 77
PPE (personal protective equipment) 5, 21
PQ (performance qualification) 104
preconstruction risk assessment (PCRA) 111
prevalence 169
prevalence rate 167
primary vaccine failure (PVF) 88
Proteus spp. 54
Pseudomonas aeruginosa 9, 30, 48, 54, 61, 64
PVF (primary vaccine failure) 88

R

reservoir 2
rubella 86

S

safety 109
safety data sheet (SDS) 127
Salmonella spp. 30
SAL (sterility assurance level) 104
scabies 35
SDS (safety data sheet) 127
secondary vaccine failure (SVF) 88
security 109
Serratia spp. 48

severe fever with thrombocytopenia syndrome (SFTS) 39
SFTS (severe fever with thrombocytopenia syndrome) 39
Shigella spp. 30
single-use device (SUD) 97
SIR (standardized infection rate) 172
source 2
Spaulding 97
spore 12
SSI (surgical site infection) 64
SSI対策 66
SSPE (subacute sclerosing panencephalitis) 87
SSSS (staphylococcal scalded skin syndrome) 160
standardized infection rate (SIR) 172
standard precautions 5
staphylococcal scalded skin syndrome (SSSS) 160
Staphylococcus aureus 9, 30, 43, 61, 64
Staphylococcus epidermidis 9
Staphylococcus hominis 9
sterility assurance level (SAL) 104
stop order 57
Streptococcus pneumoniae 30
subacute sclerosing panencephalitis (SSPE) 87
SUD (single-use device) 97
surgical site infection (SSI) 64
susceptible host 3
SVF (secondary vaccine failure) 88

T

time-related sterility maintenance (TRSM) 106
TRSM (time-related sterility maintenance) 106
TSST陽性ブドウ球菌 157

V

vaccine preventable diseases (VPD) 86
VAP (ventilator-associated pneumonia) 61
VAP予防バンドル 62
varicella 86
varicella-zoster virus (VZV) 89, 94
vector-borne transmission 3
vehicle-borne transmission 3
ventilator-associated pneumonia (VAP) 61
viability 2

virulence 2
virus titer 8
VPD (vaccine preventable diseases) 86
VZV (varicella-zoster virus) 89, 94

W

WHO (World Health Organization) 8
window period 6

World Health Organization (WHO) 8
wound protector 67

著者略歴

坂本　史衣（さかもと　ふみえ）

聖路加国際病院QIセンター
感染管理室マネジャー

1991年	聖路加国際大学 看護学部卒業（看護学学士）．聖路加国際病院国際病院 公衆衛生看護部（現 訪問看護ステーション）に勤務
1997年	Columbia University Mailman School of Public Health修了（公衆衛生学修士）．聖路加国際病院で病棟勤務の傍ら医療関連感染サーベイランスおよび教育活動に従事
2001年	日本看護協会に出向．感染管理認定看護師教育課程専任教員
2002年	聖路加国際病院 看護管理室付 感染管理専従者として勤務を開始
2003年	CBIC（Certification Board of Infection Control and Epidemiology：病院感染および疫学認定委員会，本部米国）によるCIC（Certification in Infection Prevention and Control：感染予防および管理）認定資格を取得．2009年，2013年，2018年認定更新
2005年	聖路加国際病院 医療安全管理室付 感染管理専従者
2012年	聖路加国際病院 QIセンター感染管理室付 感染管理専従者

主な著書
・『基礎から学ぶ医療関連感染対策（改訂第3版）』（南江堂），2019年
・『病院での感染症をどう予防するか』（西村書店），2017年（監訳）
・『感染対策40の鉄則』（医学書院），2016年
・『感染予防のためのサーベイランスQ&A（第2版）』（日本看護協会出版会），2015年

基礎から学ぶ医療関連感染対策（改訂第3版）
標準予防策からサーベイランスまで

2008年3月10日　第1版第1刷発行	著　者　坂本史衣
2012年3月15日　第2版第1刷発行	発行者　小立鉦彦
2018年4月30日　第2版第5刷発行	発行所　株式会社 南 江 堂
2019年2月15日　第3版第1刷発行	〒113-8410　東京都文京区本郷三丁目42番6号
2022年7月30日　第3版第4刷発行	☎(出版) 03-3811-7189　(営業) 03-3811-7239 ホームページ　https://www.nankodo.co.jp/

印刷・製本　日本制作センター
装丁　土屋みづほ

Basic guide to infection prevention and control in healthcare:
from standard precautions to surveillance.
© Nankodo, Co., Ltd., 2019

定価は表紙に表示してあります．
落丁・乱丁の場合はお取り替えいたします．
ご意見・お問い合わせはホームページまでお寄せ下さい．

Printed and Bound in Japan
ISBN 978-4-524-23758-6

本書の無断複製を禁じます．

JCOPY〈出版者著作権管理機構 委託出版物〉
本書の無断複製は，著作権法上での例外を除き禁じられています．複製される場合は，そのつど事前に，出版者著作権管理機構（電話 03-5244-5088，FAX 03-5244-5089，e-mail: info@jcopy.or.jp）の許諾を得てください．

本書の複製（複写，スキャン，デジタルデータ化等）を無許諾で行う行為は，著作権法上での限られた例外（「私的使用のための複製」等）を除き禁じられています．大学，病院，企業等の内部において，業務上使用する目的で上記の行為を行うことは私的使用には該当せず違法です．また私的使用であっても，代行業者等の第三者に依頼して上記の行為を行うことは違法です．

南江堂　関連書籍のご案内

もっといい方法がみつかる
目からウロコの感染対策

編集　大湾知子／藤田次郎

B5判・166頁　2012.2.　ISBN978-4-524-26929-7　定価2,640円（本体2,400円+税）

ゼロにできない院内感染にお悩みのナース必見．「わかったつもり」「できているつもり」の落とし穴を鋭くやさしく指摘してくれる"目からウロコ"の一冊．

臨床場面でわかる！
くすりの知識　改訂第2版
ナースが出会う14の場面，134の疑問

監修　五味田　裕

AB判・294頁　2019.9.　ISBN978-4-524-24838-4　定価3,080円（本体2,800円+税）

くすりに関する14の臨床場面とそこから生まれる134の疑問をもとに，看護に活かせるくすりの知識を解説する好評書の改訂版．薬剤や手技，機器の情報をすべてアップデート！

あなたのプレゼン誰も聞いてませんよ！
シンプルに伝える魔法のテクニック

著　渡部欣忍

A5判・226頁　2014.4.　ISBN978-4-524-26127-7　定価3,300円（本体3,000円+税）

すばらしい研究内容，なのに眠くなってしまう…．どうすれば聴衆を飽きさせない，よいプレゼンができるのか．研究発表のテクニックをビジュアルに解説．

続・あなたのプレゼン誰も聞いてませんよ！
とことんシンプルに作り込むスライドテクニック

著　渡部欣忍

A5判・184頁　2017.10.　ISBN978-4-524-25128-5　定価3,080円（本体2,800円+税）

著者がこれまでに磨き上げてきたプレゼンにおけるスライド作成技術の原則から具体的な修正方法までのすべてを解説．

"どうすればよいか？に答える"
せん妄のスタンダードケア Q&A 100

編集　酒井郁子／渡邉博幸

B5判・174頁　2014.3.　ISBN978-4-524-26902-0　定価2,750円（本体2,500円+税）

せん妄ケアの先駆者が蓄積された臨床知や研究をまとめ，Q&A方式で解説．早期発見，対応，予防など目的別に章を分け，必要な情報を調べやすく構成した実践書．

ナースの"困った！"にこたえる
こちら臨床倫理相談室
患者さんが納得できる最善とは

編集　稲葉一人／板井孝壱郎／濱口恵子

B5判・240頁　2017.12.　ISBN978-4-524-25117-9　定価3,300円（本体3,000円+税）

臨床で看護師が悩ましく思う看護場面をあげ，看護師からの疑問・相談に応えるかたちで臨床倫理の専門家が考え方を解説．

NANKODO　南江堂　〒113-8410 東京都文京区本郷三丁目42-6　（営業）TEL 03-3811-7239　FAX 03-3811-7230　www.nankodo.co.jp